主 审
王祥生
主 编
胡继民
王乐荣
骆 彤
龙园园
王建明

远离常见病
中医护全家

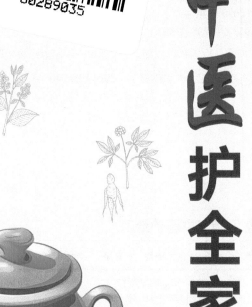

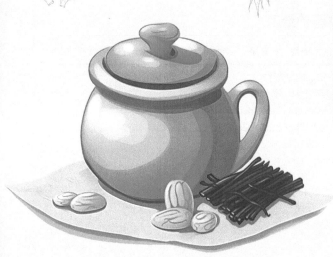

科学技术文献出版社
SCIENTIFIC AND TECHNICAL DOCUMENTATION PRESS
·北京·

图书在版编目（CIP）数据

远离常见病，中医护全家 / 胡继民等主编. —北京：科学技术文献出版社，2024.4（2025.2 重印）

ISBN 978-7-5235-1148-0

Ⅰ.①远… Ⅱ.①胡… Ⅲ.①常见病—中医治疗法 Ⅳ.①R242

中国国家版本馆 CIP 数据核字（2024）第 040663 号

远离常见病，中医护全家

策划编辑：孔荣华　责任编辑：宋嘉婧　责任校对：张永霞　责任出版：张志平

出　版　者	科学技术文献出版社	
地　　　址	北京市复兴路15号　邮编　100038	
编　务　部	（010）58882938，58882087（传真）	
发　行　部	（010）58882868，58882870（传真）	
邮　购　部	（010）58882873	
官 方 网 址	www.stdp.com.cn	
发　行　者	科学技术文献出版社发行　全国各地新华书店经销	
印　刷　者	北京虎彩文化传播有限公司	
版　　　次	2024 年 4 月第 1 版　2025 年 2 月第 2 次印刷	
开　　　本	880×1230　1/32	
字　　　数	153千	
印　　　张	7.25	
书　　　号	ISBN 978-7-5235-1148-0	
定　　　价	52.00元	

编 委 会

主　审：王祥生

主　编：胡继民　王乐荣　骆　彤　龙园园　王建明

副主编（按姓氏笔画排序）：

　　　王海宇　朱志扬　阮明军　李　鹏　杨文娟　杨韶华

　　　张中会　祝俊香　董　彬　薛　雁

编　委（按姓氏笔画排序）：

　　　万全增　马　刚　马庆松　王　静　王　晗　王月卿

　　　王乐荣　王建明　王海龙　王海宇　王祥生　孔祥民

　　　龙园园　卢加庆　冯　倩　冯彦君　邢蕴蕴　朱　硕

　　　朱志扬　任锐秋　刘　宁　刘　璐　刘占国　刘志华

　　　刘培俊　刘溪溪　阮明军　杜科伟　李　鹏　李志杰

　　　李鑫承　杨文娟　杨韶华　肖明辉　宋　宁　宋永红

　　　宋宪波　张　伟　张　慧　张中会　张冬丽　张传霞

　　　张宝娟　岳文超　周春利　周晓妍　庞　秀　赵亚菲

　　　赵燕燕　胡继民　侯保珍　饶胜会　姜　英　祝俊香

　　　姚　婕　骆　彤　贾旭东　徐　琳　董　彬　程灿灿

　　　程娜娜　程爱军　谢　蕊　谢林延　蔡　懂　薛　雁

中国中医科学院西苑医院济宁医院
简介

中国中医科学院西苑医院济宁医院（济宁市中医院）始建于1959年，是第五批国家区域医疗中心建设项目、国家三级甲等中医医院、国家中医住院医师规范化培训基地、省级区域中医医疗中心建设单位、山东中医药大学非直属附属医院，济宁医学院、山东中医药高等专科学校等五所院校教学医院。

针灸科为国家中医药重点专科、山东省中医药重点学科，心血管科、肾病科、脑病科、推拿科、康复科、脾胃病科、内分泌科、治未病科、中医护理等9个科室为山东省中医药临床重点专科；脾胃病科为齐鲁中医药优势专科集群牵头专科；急诊科、肿瘤科、骨伤科、重症医学科为济宁市中医药重点专科。

医院现有工作人员920人，其中副高级及以上职称156人。现有院士传承工作室1个、国医大师传承工作室8个、全国名中医药专家传承工作室1个、省级名中医药专家传承工作室2个、市级名医工作室15个，拥有享受国务院特殊津贴专家1人、全国老中医药专家学术经验继承工作指导老师2人、全国优秀中医临床人才1人、齐鲁卫生与健康领军人才1人、省优秀中医临床人才2人、省名中医药专家13人、市名中医药专家20人、市名老中医药专家5人、市"杏林名医"5人。

西苑医院济宁医院新院区建筑面积26.1万平方米，建设内容包括门诊综合楼、制剂楼、外科大楼、内科大楼、科研楼、康复楼、国医堂、传染楼等建筑。规划床位 1300 张，停车位 2253 个，配置国内一流医疗设备及信息化系统。

西苑医院长期派驻西苑医院济宁医院专家团队，遵循"四个同质"（管理、技术、服务、文化）、"五个共享"（品牌、人才、信息、平台、成果），全方位开展深度合作，同质化发展，建强"六大专科"（心血管科、脑病科、脾胃病科、老年病科、肾病科、肺病科）；做大"三大中心"（创伤中心、卒中中心、胸痛中心）。全力打"立足鲁西南，辐射鲁苏豫皖"的全国一流国家区域医疗中心和国际中医药文化交流中心。

目　录

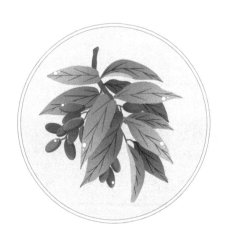

第一章

揭秘心血管疾病

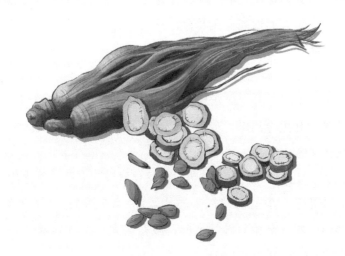

〔关于高血压，你一定要知道〕

什么是高血压？为什么会患上高血压？

高血压是指动脉收缩压 ≥ 140 mmHg 和（或）舒张压 ≥ 90 mmHg。高血压与遗传因素，吸烟、饮酒、高盐等不良习惯，高血脂、高血糖、超重等代谢异常，紧张、焦虑、压力等精神心理因素都有一定的关系。

为什么高血压预防重于治疗？

高血压既是独立的疾病，也是导致脑梗死、脑出血、心肌梗死、肾衰竭、主动脉夹层等严重疾病发生的重要原因。目前高血压没有有效的治愈手段，因此预防就显得十分重要。

中医干预高血压有什么优势？

中医认为高血压与肝、脾、肾有关。中医能使部分患者血压恢复正常，对顽固性高血压及存在并发症的患者，可起到减轻症状、协助降压、减少靶器官损伤的作用。

不同季节，不同的血压调节方法

春季：阳气上升，血压易波动。应以清淡可口食物为主，忌食肥甘厚味和生冷油腻，多食春笋、芹菜等，适量增加食醋、山楂等酸性食物。

夏季：日长夜短，气候炎热。要饮食清淡，多食易消化食物，注意清热避暑，切忌贪凉饮冷、暴饮暴食，不吃腐败变质的食物。

秋季：寒气渐至，天气干燥，温差变大。应适当调整情绪，饮食以清淡滋润为主，如银耳、百合、桂圆等。

冬季：以封藏为主。应以富含营养的食物为主，既补阴又补阳，适当选用温性食物补阳气，但不可太过。

高血压患者如何调整生活方式？

1.生活起居调养：①作息规律。②保证睡眠质量。③居住环境安静。④管理好情绪，调畅情志。

2.饮食调养：平衡膳食，食物多样化，进食适量。

3.运动调养：可做太极拳、八段锦、五禽戏，简单易学，动作缓和，对于防治高血压疗效显著。

合理膳食，这样吃能降压

1.限盐：每日食盐＜5克。减少酱油等高盐调味品及腌制、熏制食物的食用。

2.控脂：烹调油量在20～30克/日，不吃煎炸食物，选择大豆油、橄榄油等富含不饱和脂肪酸的植物油。

3.控糖：每日最好控制在＜25克。少喝含糖饮料，少食甜点。

4.限酒：成人每日酒精量，男性＜25克，女性＜15克。

5.增加玉米、燕麦等全谷物和红豆、绿豆等杂豆类食物的摄入。

6.每日优质蛋白摄入量应占总蛋白摄入量的50%以上，谷类与奶类、豆类、肉类、蛋类搭配。

7.多吃蔬菜、水果：水果蔬菜不能相互替代，首选新鲜应季蔬菜、水果。

中医特色方法防治高血压

在多年的临床工作中，心血管科总结了许多简便有效的中医特色技术应用于临床，辅助治疗高血压疾病，惠及广大患者。

1.按摩保健：风池穴指压震颤法——平肝熄风、健脑宁神，该法为济宁市中医院心血管科刘三运主任医师的临床经验总结。

2.耳穴压豆：主穴有神门、降压沟、皮质下、内分泌、交感。

根据不同证型增加穴位。

3. 耳尖放血：祛风清热、清脑明目、镇痛降压。适用于18～70岁高血压1～2级肝火亢盛证患者。

4. 穴位贴敷：吴茱萸和清醋的比例为1∶1，贴双涌泉穴。

5. 中药药枕：夏枯草、荷叶、竹叶、蒲公英、菊花、决明子各50克，研为细末，装入布袋中当枕芯用。

6. 中药足浴：桑寄生、怀牛膝、茺蔚子、制附子、桑叶、菊花各10克，钩藤、明矾各30克，桑枝20克，夏枯草12克。用法：上药装入布袋加水4000毫升煎煮取液，先熏脚后温洗双足。

中医降压还有哪些常用的简便方法？

1. 降压茶：①玫瑰花、三七花、菊花、生山楂各5克。②桃仁5克，生山楂10克，陈皮3克。

2. 食疗药膳：①荷叶粥：鲜荷叶一张，粳稻100克。先将荷叶洗净煎汤，将汤与粳稻同煮成粥，每日1次。②核桃芝麻桑葚粥：核桃仁、黑芝麻各30克，桑葚25克、大米150克，洗净，同放锅内，用武火烧沸，文火煮成粥即可。

冠心病的中医呵护

什么是冠心病？

冠状动脉血管发生粥样硬化病变或合并痉挛、血栓形成而出现狭窄或阻塞，造成心肌缺血或坏死。最常见的类型是心绞痛和心肌梗死。

冠心病的危险因素和表现是什么？

冠心病的危险因素分为不可变因素和可变因素，具体包括家族史、性别、年龄等不可变因素；吸烟、高血压、高胆固醇、糖尿病、缺乏运动、精神压力、熬夜、超重、过量酒精摄入等可变因素。

冠心病的典型表现为劳累性胸闷或胸痛，呈针刺样或压榨性；部分患者以心律失常或心力衰竭为主要表现。胸痛伴心电图动态缺血性改变或明确心肌梗死病史者即可诊断冠心病。确诊需行冠状动脉 CTA 或冠状动脉造影。目前有药物治疗、介入治疗和外科搭桥三种治疗方法。

中医如何治疗冠心病？

中医认为冠心病病位在心，涉及肝、脾、肾等脏器。饮食、情绪、寒邪等为诱因，病机分虚实，痰阻、寒凝、气滞、血瘀为标；气虚、阴虚、阳虚为本。

治疗方法主要是调理气血、通痹补虚，做到四通四补，四通即芳香温通、活血化瘀、宣痹通阳、豁痰通络，四补即补阴、补阳、补气、补血。通过治疗扶正祛邪，调节阴阳失衡，改善患者临床症状及生活质量。

冠心病支架置入术后还有心绞痛怎么办？

虽然介入治疗能解决冠状动脉主要血管狭窄的问题，但一部分患者在置入支架后仍有心绞痛发作。其原因包括支架内再狭窄、支架血栓形成、未处理的血管狭窄、冠状动脉微循环障碍，以及心理因素、支架牵张和消化道疾病等。从中医角度来讲，冠状动脉介入治疗只能解决部分"心脉瘀阻"问题，并不能改变其整个疾病的病因病机。因此，中医治疗体现出了独特的优势，通过中医辨证论治，可从根本上改善患者心绞痛的状况。

冠状动脉造影提示血管狭窄不重，为什么还总犯心绞痛？

临床上，有 10%～30% 的心绞痛患者冠状动脉造影血管没有明显的狭窄，但仍反复发作心绞痛，这是因为冠状动脉存在微血管循环障碍或者痉挛。

中医认为心气亏虚，血脉运行不畅，心之络脉瘀阻，则发作胸痹，基于"络以通为用"的理论进行辨证治疗，我们总结了不同方剂并研制了芪参益气养阴丸等院内制剂应用于临床，疗效显著。中医认为因心阳不足、寒邪内侵、肝风内动等导致心之筋脉挛急，进而导致冠状动脉痉挛，发作心绞痛，可通过活血化瘀、解痉通络、宽胸温阳等方法，缓解冠状动脉痉挛，改善患者症状。

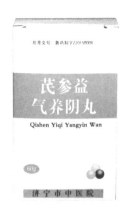

冠心病合并焦虑、抑郁怎么办？

冠心病合并焦虑、抑郁状态称为冠心病的双心异常。随着社会及工作压力的增加，心血管疾病和心理疾病的发病人数也不断增加。焦虑、抑郁不仅是冠心病的独立危险因素，也严重影响着冠心病患者治疗的依从性、临床预后及生活质量，再加上患者对冠心病的了解不够、反复发作的症状以及医疗负担的加重，更提高了患者焦虑、抑郁的发病率。

中医一直强调"形神同调"，重视情志致病在发病中的重要性，刘三运主任医师早期即提出"双心同治"的理论，将心理干预与临床治疗结合，临床疗效显著，并总结了以通痹舒心颗粒为代表的一系列方剂，为双心疾病的治疗提供了丰富的临床经验。

冠心病患者的起居要注意什么？

1. 科学生活：加强锻炼，每天至少运动 1 小时，劳逸结合。

2. 调整心态：控制情绪，避免精神压力、情志刺激。

得了冠心病应该如何吃？

1. 多吃豆类及其制品。

2. 多食用新鲜蔬菜、水果。

3. 多食用水产海味食物。

4. 少吃高脂肪食物，如肥肉、动物油脂、奶油、动物内脏、鱼子等。

5. 少吃含糖量较高的食物。

6. 低盐饮食。

7. 少食多餐，切忌暴饮暴食。

8. 宜食用植物油，如豆油、花生油、菜籽油等。

9. 戒烟限酒。

10. 忌浓茶、浓咖啡。

冠心病的中医康复方法有哪些？

冠心病患者中医康复采用综合方式，能够全面地进行心脏康复，达到较好的康复效果。包括：①六字诀调息法：吹、呼、嘻、呵、嘘、呬。②肢体导引法：八段锦、太极拳、五禽戏、易筋经等。③药膳调养法：平衡膳食原则。④精神调摄法：气功、瑜伽、针灸等。⑤中医外治法：针灸、按摩、熏洗、敷贴、脐疗、耳穴疗法等百余种方法。⑥五音疗疾法：用角、徵、宫、商、羽五种不同音调的音乐来治疗疾病。

冠心病常见的中医特色疗法有哪些？

1. 体针治疗："开瘀通痹"针刺法治疗冠心病。主穴为心俞、膈俞、巨阙、膻中、内关，随证加减。

2. 耳穴压豆：取穴心、肾、交感、神门。

3. 艾灸：主穴为心俞、厥阴俞、膻中、内关，随证加减。

4. 中药足浴：红花、鸡血藤、透骨草各 30 克，伸筋草、艾叶各 15 克，川乌 10 克。浓煎 500 毫升，每次 20 分钟，每日 1 次，7 天为 1 疗程。

5. 穴位贴敷：黄芪、徐长卿、白芥子、三七、檀香、地肤子等按照比例研末，加少量冰片混匀，用白醋与生姜汁调匀成膏状，贴敷于患者内关、膻中、心俞等穴位。

6. 中药药枕：决明子 200 克、合欢花 170 克、菊花 50 克、葛根 150 克、首乌藤 400 克、丹参 50 克，将上药装入枕中，每晚枕于颈及头部，2 周换药一次。

心力衰竭的中医特色疗法

什么是心力衰竭？

心力衰竭（心衰）是由于心脏收缩和（或）舒张功能发生障碍，引起静息或负荷时心输出量减少和（或）心内压力增高，从而导致呼吸困难、踝部水肿和疲乏等症状，也可伴有颈静脉压升高、肺部啰音等体征。

心力衰竭的临床表现有哪些？

轻者仅活动时感觉心慌、气短、胸闷、乏力，夜间阵发性呼吸困难；较重者出现尿量减少、下肢水肿、腹胀、食欲不振、动则气喘等；发展到严重阶段，患者不能平卧，下肢及全身水肿，休息时亦感心慌、气短、胸闷等。其中呼吸困难是心衰的重要症状。

慢性心力衰竭患者有哪些注意事项？

1. 养成每天监测血压、脉搏、体重的习惯。

2. 避免慌张匆忙起床。

3. 限水：心衰患者严格控制摄水量，稳定期每天 1500 毫升左右；加重期应＜ 1500 毫升，入量应小于出量。

4. 家庭低流量（1～2 升 / 分钟）吸氧对心力衰竭有一定疗效，特别是合并肺源性心脏病、慢性阻塞性肺疾病的患者。

5. 要注意预防便秘，必要时接受药物治疗。冬天注意厕所环境温度不宜过低。

6. 出门避免着急紧张，避免过度消耗体力，不要勉强提重物，疲倦时应及时休息。最后，出门时切勿忘记携带相关药物。

心力衰竭患者的饮食应该注意什么？

1. 饮食宜低盐。禁食各种腌制品。有水肿时，需无盐饮食和低钾饮食，用利尿药后，尿量增加时宜多食含钾丰富的食物如蘑菇、橘子、香菇、香蕉、百合、红枣等。

2. 少食多餐。忌过饱，饮食多样化。晚饭应早些吃，宜清淡，晚饭后及睡前不进或少进任何食品和水分。

3. 多食蔬菜水果，保持大便通畅，摄入充足的维生素和适量的无机盐，以保护心肌并供给适量的钙，以维持正常的心肌活动。用利尿药时，除补钾外，还应注意镁、锌的供给。

心力衰竭患者的身心调养

心力衰竭的中医康复原则：①调神为先，形神俱养；②扶正固本，养气保精；③天人相应，起居有常；④动静结合，中合为度。

1. 御寒：心衰患者要起居有常，注意适寒温，主动适应四季气候的变化，慎衣着以防寒保暖。

2. 摄神：应重视身心疗法，让患者学会心理的自我调节，戒愤怒，远抑郁，保持舒畅、乐观向上的心态。

3. 节食：包括节制饮食和调节饮食。宜定时定量，七分饱即可，不宜过饱、过咸或过甜。调节饮食结构，合理膳食。

4. 运动：运动疗法是心力衰竭康复治疗的一个重要途径。运动应从小量活动开始。一般一天两次，一次 20 ～ 30 分钟，宜在饭后 2 ～ 3 小时或饭前 1 小时进行。勿做爆发性的运动。

心力衰竭的中医特色疗法有哪些？

1. 穴位按摩：用拇指指腹按压内关、膻中、足三里、肾俞等穴位，每次 3 ～ 5 分钟，每日 5 ～ 10 次。

2. 足浴：制附子、桂枝、红花、鸡血藤、川乌、艾叶、伸筋草、透骨草、芒硝。水煎足浴，每日 1 次，每次 30 分钟。

3. 穴位贴敷：黄芪、丹参、红花、附子、商陆、葶苈子等中药按比例研末，姜汁调匀成膏状，贴敷于内关、膻中、心俞、厥阴俞、肾俞、神阙等穴位。

4. 耳穴压豆：穴位为心、肾、肺、交感、神门等。

5. 灸法：穴位为气海、关元、肾俞、足三里、神阙等。

6. 中药外敷：冰片 10 克、芒硝 1000 克，封包外敷于水肿处。

7. 食疗：①人参养心茶：人参 3 克、炒酸枣仁 15 克、茯神 9 克、陈皮 3 克，炖汤，或开水泡，代茶饮。②桂姜人参粥：桂枝 6 克、干姜 6 克、人参 3 克、大枣 8 枚，煎煮，沸后改文火煎成浓汁，与 100 克粳米、适量红糖共煮成粥，早晚分 2 次服食。

总之，心力衰竭的中医康复治疗包括药物康复和非药物康复，前者是治"已病"，重点在于疗病；而后者是治"未病"，重点在于病瘥防复。尤其是后者，它包括了环境康复、身心康复、饮食康复和运动康复等多个方面，是中医优势之所在。因此，科学合理地安排和指导心衰患者进行中医的康复治疗，对促进患者的康复，提高心力衰竭的整体防治水平，具有重要的临床指导意义。

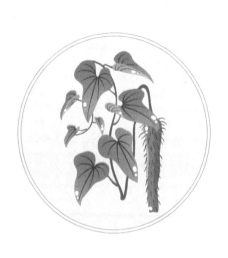

第二章

对症治疗，呵护耳鼻喉

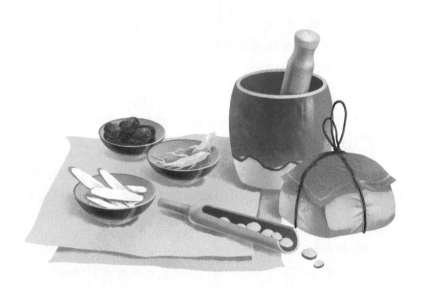

学会与过敏性鼻炎"和平相处"

每年四月的第二个周六是全国爱鼻日，四月份正是春暖花开，万物复苏的好时节，同时也是过敏性鼻炎高发的季节，过敏性鼻炎一旦发作，真是"喷嚏与泪水齐飞，鼻涕与纸巾共舞"。患上这种鼻炎，让人吃不香、睡不着、闷得慌，严重影响了工作学习和日常生活，令人苦不堪言。面对过敏性鼻炎，深受其害的人肯定想知道，是什么原因导致了过敏性鼻炎？怎么治疗和预防？时间久了会有什么危害？会不会传染给家人？……关于这些问题，将由耳鼻喉科专科医生一一为您解答。

如何认识过敏性鼻炎？

过敏性鼻炎又称为变应性鼻炎，临床上有季节性变应性鼻炎和常年性变应性鼻炎两种表现类型，是一种与特异性体质有关的上呼吸道变态反应性疾病。中医称"鼻鼽"，认为鼻居头面正中，为呼吸之门户，本病的发生内与肺、脾、肾三脏虚损或肺胃郁热有关，外与感受风寒、吸入异气或食入某些食物等有关。本病不会传染，但是有一定的遗传倾向。

过敏性鼻炎的症状有鼻痒、阵发性连续喷嚏、大量水样鼻涕和鼻塞、嗅觉下降等，主要累及鼻部，有时也可累及眼、外耳道、软腭及咽部，并发哮喘时累及呼吸系统。

医生首先会检查患者局部鼻腔状况，当发现鼻腔黏膜苍白水肿，鼻腔里有大量水样分泌物时，可以初步判断患者可能是过敏性鼻炎；如果需要进一步确诊，需要进行过敏原检测，过敏原检测主要包括皮肤试验、血液检查。

中医治疗过敏性鼻炎有什么特色？

中医对本病的优势，主要体现在通过辨证论治而达到调理机体阴阳平衡状态方面，即固根本、防复发。现代中药药理研究表明，很多药物能够对变态反应的多个病理环节起干预作用，对控制其发作状态有一定效果。

中医经典外治法有"三伏贴""三九贴""脐灸"，即夏季三伏、冬季三九及抵抗力低时在相应穴位上外贴中药药泥，通过穴位将药效渗透进经络、脏腑，从而达到扶阳补虚的作用。

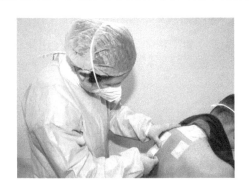

中药超声雾化，采用具有宣肺健脾、散结通窍功效的中药进行组方，熬制成水煎剂，让药物随着雾滴进入患者的呼吸道，使其产生相应的作用。

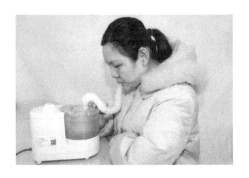

此外，济宁市中医院耳鼻喉科特制中药滴鼻油，也为过敏性鼻炎的治疗提供了一种疗效快、效果佳、安全无毒副作用的方法，并且取得了良好的临床疗效。

总而言之，不管是西医治疗还是中医治疗，过敏性鼻炎根本上是难以治愈的，主要原因是过敏体质难以根治，即便控制了症状，病情也容易反复发作。所以日常的护理对于过敏性鼻炎患者来讲是至关重要的。首先建议患者要注意尽量避免接触过敏原；其次要注意增强自身抵抗力，平日要养成良好的卫生习惯。除此之外，日常要尽可能地放松心情，树立治疗信心，学会用科学的方式与过敏性鼻炎"和平相处"，达到及时控制症状、防治并发症的目的。

重视鼻窦炎，告别"鼻涕虫"

"嗨，不就是个感冒吗？过不了几天就好了。"当你耷拉着脑袋，在流鼻涕、打喷嚏、头痛的轮番轰炸下，对鼻塞无力抵抗，脑袋昏昏沉沉时，你可能已经患上鼻窦炎了。据流行病学研究，我国100人中就有8人患有慢性鼻窦炎，该病在临床上属于常见病和多发病，如果不及时诊断和治疗会引起明显身体不适，接下来我们详细了解下鼻窦炎。

什么是鼻窦炎？

我们可以把鼻想象成一个四室一厅的大房子，鼻腔是客厅，四个鼻窦分别是四个卧室，即上颌窦、额窦、筛窦、蝶窦，每个卧室都有门通向客厅，门就是鼻窦的窦口。

鼻窦炎是鼻窦黏膜的炎症性疾病，常表现为鼻塞、黏脓涕、头痛、嗅觉减退等，可分为急性鼻窦炎（12 周以内）和慢性鼻窦炎（超过 12 周）。

鼻窦炎发病的原因有哪些？

本病的病因较为复杂，常见的致病原因有：①感染因素：牙根感染累及鼻窦，外伤、骨折等均可直接或间接诱发鼻窦炎。②呼吸道变态反应和免疫性疾病是鼻窦炎的重要致病因素，包括过敏性鼻炎、哮喘、鼻息肉等，有上述疾病的人群更容易患鼻窦炎。③解剖异常：如鼻中隔偏曲、泡性中鼻甲、鼻窦引流口堵塞等。④其他因素：如药物性鼻炎、长期留置胃管可诱发鼻窦感染等。

鼻窦炎的症状及其危害是什么？

鼻窦炎最常见的症状是鼻塞、流脓涕、头痛。患者长期鼻子不通气、压迫性头痛会影响精神状态，有的人甚至会出现睡眠障碍、记忆力低下、注意力不集中，影响工作和生活。

儿童是鼻窦炎的高发群体，对于孩子而言，常年的鼻塞以及因此引起的张口呼吸，可能会导致颌面骨发育障碍，影响面容；长期严重的鼻窦炎使孩子不能很好地睡觉，不能集中注意力学习，导致成绩的下降；长期缺氧影响孩子大脑发育，还会引起一系列生长发育的问题。

鼻窦炎更严重的危害在于它的并发症。若炎症向邻近器官扩散，可以导致眶部和颅内并发症，前者主要引起局部水肿、眼球运动障碍、视力下降，甚至失明；后者可引起脑炎、脑膜炎、脑脓肿，甚至危及生命。因此，对鼻窦炎的及时、充分治疗非常有必要。

西医如何治疗鼻窦炎？

1.症状不明显的患者，可用药物治疗，一般建议口服一段时间大环内酯类药物，如克拉霉素，然后再用鼻腔减充血剂，如丙酸氟替卡松鼻喷雾剂、布地奈德鼻喷雾剂，还要用一些促排的药，如标准桃金娘油肠溶胶囊，利用药物让鼻腔里的分泌物通过纤毛活动排出来。

2. 症状较严重，CT 显示病变范围较广的患者，在用药后症状没有缓解的情况下，需要考虑手术。

中医治疗鼻窦炎有何特色？

中医在急、慢性鼻窦炎的治疗上优势显著。中医提倡整体观念、辨证论治。中医内治法治疗，包括经方治疗及经方加减治疗等，运用提升正气的中药增强人们自身的抗病能力的同时驱邪外出，这样治好了才不会反复发作，而且可以免去长期使用抗生素的担忧。

中医外治法无痛苦，无肝脏的首过效应，药物吸收利用率高，患者的接受程度较好。济宁市中医院特色鼻窦炎外治法：①中医穴位贴敷，其属于传统中医比较有特色的治疗方式之一，具有简单、方便、效果良好等优点，能通过调整人体脏腑、阴阳、气血等的失衡状态，达到通利鼻窍的目的；②中药超声雾化辅助治疗，小分子雾化颗粒能直接作用于病灶部位，很好地缓解症状；③济宁市中医院院内制剂——中药滴鼻油，采用纯中药熬制，可直接作用于鼻腔黏膜，减少全身用药的不良反应。

挥手告别咽喉炎困扰

"十人九咽炎"，真有这么多患咽喉炎的人吗？咽喉炎有哪些症状？有哪些原因会导致咽喉炎？有咽喉炎需要怎么治疗？平常生活怎么注意？……这些困扰大家的问题，在下面的内容中将会一一得到解答。

咽喉炎的症状有哪些？

咽喉炎初起时咽部干痒、灼热，渐有疼痛，吞咽时加重，唾液增多；体弱成人或小儿会有发热怕冷、头痛、食欲不振、四肢酸痛等全身表现。咽炎反复发作，转为慢性则自觉咽部不适，干、痒、胀、灼痛，易干呕，有异物感，咯之不出，吞之不下，以上症状在说话稍多、食用刺激性食物、疲劳或天气变化时加重。呼吸及吞咽均畅通无阻。

哪些原因会导致咽喉炎？

急性咽喉炎多由病毒、细菌感染，以及高温、粉尘、烟雾、刺激性气体等因素引起；慢性咽喉炎则由外因和内因相互作用引起。外因包括生活习惯（如起居不规律、熬夜等）、饮食习惯（如饮酒、吸烟、喜食辛辣等）、环境因素（如空气污染、新房装修等）。内因则包括自身健康状况（如鼻部疾病、长期张口呼吸）、相关疾病的治疗情况（如肺部慢性炎症、心脑血管病、糖尿病）等。综合多种原因，"十人九咽炎"也就不奇怪了。

咽喉炎有哪些治疗方法？

中医对咽喉炎辨证治疗，大多治疗效果良好。急性者多有肺胃热证，宜应用清热化痰、利咽类药物，如金银花、连翘、黄芩、薄荷等。慢性者，以虚证居多，因体质不同，可有阴虚、气虚、阳虚、痰瘀等不同证型，需结合情况辨证治疗。局部可使用清热解毒、清凉透表类中药水煎雾化吸入治疗。西医在临床上多采用糖皮质激素类制剂配合抗生素短期雾化吸入治疗急性咽喉炎，疗效较为明显。可将几味中药作为茶饮来治疗咽喉炎，常用药物有黄芩、金银花、菊花、石斛、麦冬、桔梗、桑叶、木蝴蝶、罗汉果等。

日常生活中怎么注意预防咽喉炎的发生？

1. 在急性期应及时治疗，勿使其转为慢性。在慢性期避免乱用抗生素治疗。

2. 避免过多进食辛辣刺激、肥甘厚味食物。

3. 注意防寒保暖，接触污染空气、粉尘等注意佩戴口罩。

4. 积极治疗邻近器官疾病，如鼻部疾病、反流性疾病等。

孩子打鼾，中医来支招

在我们的日常生活中，不少家长看到孩子夜间打呼噜就认为孩子睡得香甜，这种观点是错误的。孩子睡觉打鼾是因为部分或完全性上气道阻塞，会出现缺氧的情况。长期打鼾会导致孩子生长发育停滞、心肺功能异常、神经损害、行为异常等。

引起孩子鼾眠的常见原因有哪些？

1. 肥胖：孩子挑食，无肉不欢，尤其是睡前大量饮食。

2. 口、鼻、咽喉腔狭窄：有鼻炎，鼻甲肥大；3～7岁儿童扁桃体、腺样体肥大是引起小儿打鼾的最常见原因。

3. 一些先天性疾病、遗传性疾病引起的气道狭窄、气道肌张力异常等。

小儿鼾眠有哪些表现？

1. 睡眠时张口呼吸。

2. 睡眠时打鼾，严重时有呼吸暂停，甚至憋醒。

3. 睡眠浅，不安稳，易惊醒。

4. 盗汗、经常尿床、睡眠姿势异常。

5. 白天多动，注意力不集中，记忆、学习差。

6. 长期鼾眠者发育迟缓，伴有心血管疾病。

小儿鼾眠有哪些危害？

1. 生长发育、智力发育较同龄儿童差。

2. 长期打鼾可形成"腺样体面容"，即唇厚上翘、牙列不齐、上牙外突、脸长呆滞等。

3. 因耳鼻相通，腺样体肥大堵塞鼻部通道可引起耳闷、听力下降，引发分泌性中耳炎等疾病。

小儿鼾眠西医怎么治疗？

治疗原则即解除引起气道狭窄、阻塞的因素。对于西医，腺样体、扁桃体切除术是小儿鼾眠最常见的一线治疗方法，有效率达 85% ～ 90%。

孩子打鼾，中医有哪些办法？

1. 小儿易脾胃虚弱，不宜食用大量肥甘厚腻的食物，尤其是睡前不宜多吃肉类食物。

2. 扁桃体肥大者可使用扁桃体啄治法治疗，可起到放血排脓、疏导瘀阻的作用；此法对于扁桃体肥大引起的鼾眠多有明显效果。

3. 根据小儿体质特点可使用健脾和胃、化痰散结、活血化瘀类药物治疗。中药制剂可根据儿童喜好酌情加入蜂蜜、冰糖等调味，提高儿童用药依从性。

4. 芳香通窍药物制成滴鼻药液滴鼻，或者制成溶液蒸汽吸入治疗。

"蝉鸣音"尽早治疗见效果

临床上常见的耳鸣都是什么声音？

临床上常见的耳鸣主要分为两类，一为感音神经性耳鸣，为高频音，如"蝉鸣音"；一为传导性耳鸣，多为低频音，如"嗡嗡声"。其他的耳鸣，如血管搏动性耳鸣、肌源性耳鸣，临床上较少见。

"蝉鸣音"耳鸣临床上常见于哪些患者？

"蝉鸣音"耳鸣常见于神经性耳鸣，患者常伴有感音神经性耳聋。神经性耳鸣为听神经病变引起，常见于药物性耳聋、突发性耳聋、噪声性耳聋及老年性耳聋患者。

"蝉鸣音"耳鸣的临床特点是什么？

"蝉鸣音"耳鸣病程一般较长，且比较难治。轻者耳鸣声音时断时续，或者白天不显，深夜安静时方能听见，重者可昼夜不停，夜深人静时加重。病程较长者常伴高频听力下降。纯音听阈报告图上常表现为高频气导、骨导听力一起下降，声导抗图一般常见"A"型图。

"蝉鸣音"耳鸣，如何治疗？

"蝉鸣音"耳鸣越早治疗效果越好，病程越长越难治愈，大多数患者终身难愈。临床上一般用一些营养神经及扩血管的药，以及高压氧治疗、掩蔽治疗、习服治疗及心理疏导，或中国传统中药结合传统针灸治疗。患者应保持心情顺畅，环境舒适安静，避免噪声刺激，禁熬夜、劳累，保持充足的睡眠，禁饮酒。

"蝉鸣音"耳鸣中医治疗有何优势？

针对"蝉鸣音"耳鸣，中国传统医学认为其多与脾胃虚弱、肝气郁结、肾元亏损、心血不足有关。中医根据患者症状、体征及疾病特点，四诊合参，辨证论治，对症下药。中医可行传统针灸治疗，采用远端取穴及局部取穴相结合辨证施针的方法；可行耳穴压豆、穴位注射、穴位贴敷治疗；亦可采用中医传统鸣天鼓疗法治疗"蝉鸣音"耳鸣。鸣天鼓疗法即先将双手掌心紧压双侧外耳，封闭外耳道，后用放在枕部的双手有节律地叩击脑后枕部。在一般西医治疗基础上，配合中医的传统治疗，能取得较好的治疗效果。

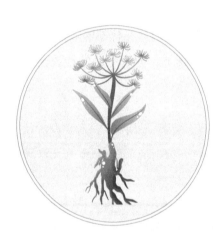

第三章

应对肺部疾病，还你顺畅呼吸

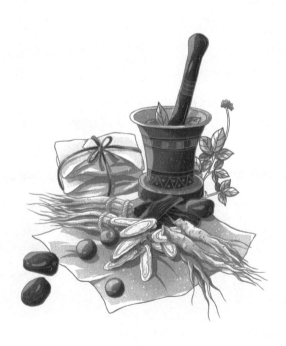

急性支气管炎是怎么回事？

急性支气管炎有哪些症状？

急性支气管炎起病较急，常先有上呼吸道感染症状如鼻塞、咽痛，继之出现干咳或伴少量黏痰，痰量逐渐增多、咳嗽症状加剧，偶可出现痰中带血。咳嗽和咳痰症状可延续 2～3 周才消失，通常少于 30 天；全身症状一般较轻，可有轻到中度发热，发热多呈自限性。

如何应用中医方法治疗急性支气管炎？

1. 内治法。

根据望闻问切四诊合参后，给予治疗。常见证候诊断及分证论治如下。

（1）风寒袭肺证：疏风散寒，宣肺止咳。三拗汤合止嗽散加减。

（2）风热犯肺证：疏风清热，宣肺化痰。桑菊饮加减。

（3）燥邪犯肺证：清肺润燥，疏风清热。桑杏汤加减。

（4）痰热壅肺证：清热化痰，肃肺止咳。清金化痰汤加减。

（5）痰湿阻肺证：燥湿健脾，化痰止咳。二陈汤合三子养亲汤加减。

（6）肺气虚证：补肺益气，宣肺止咳。补肺汤合玉屏风散加减。

（7）气阴两虚证：益气养阴，润肺止咳。生脉散合沙参麦冬汤加减。

2. 外治法。

（1）针刺：实证针用泻法，虚证针用平补平泻法，根据证型针刺不同穴位，并给予加减，常见穴位为肺俞、列缺、合谷、太渊等。

（2）穴位敷贴：可用疏风宣肺、止咳化痰药敷贴胸背部腧穴，取穴天突、大椎、肺俞、中府。

急性支气管炎有哪些并发症？

咳嗽经久不愈，可转变为慢性咳嗽或慢性支气管炎。严重的并发症，例如急性呼吸衰竭或肺炎，通常仅发生在年龄较大或免疫系统有缺陷的患者中。

得了急性支气管炎，在日常生活中需要注意什么？

1. 家庭护理：改善生活卫生环境，避免接触油漆或油烟等刺激性物质。可在房间中使用冷雾加湿器，以保持呼吸道湿润，易于排出痰液。

2. 日常生活管理：患者应保持鼻腔黏膜湿润，清除鼻、咽、喉等部位的多余分泌物；鼓励吸烟患者戒烟；避免受凉、劳累，防止上呼吸道感染。参加适当的体育锻炼，增强体质。

3. 避免抗生素的过度使用。

如何预防急性支气管炎？

1. 冬季注意保暖，避免上呼吸道感染，戒烟。

2. 注意手卫生，不要用没有清洁的双手触摸口鼻。

3. 如果冷空气加剧咳嗽并导致呼吸急促，可在出门前戴上口罩来预防。

4. 改善劳动卫生条件，生产车间要防止有害气体、酸雾和粉尘的外逸。

5. 预防感冒、接种疫苗、避免接触罹患呼吸道感染病的患者。

6. 平日里应注意提高免疫力；在流行季节，尽量少到人群中去；饮食适度，少食辛辣油腻，多吃富含维生素 C 的水果和蔬菜。

健康呼吸，无与伦比——慢性阻塞性肺疾病

什么是慢阻肺？

慢性阻塞性肺疾病（简称慢阻肺）是一种常见、可预防、可治疗的疾病，其特点是由气道和（或）肺泡异常导致的持续呼吸道症状和气流受限，通常是由大量接触有害颗粒或气体所导致。

慢阻肺的诊断标准？

任何有呼吸困难、慢性咳嗽或咳痰、反复发作下呼吸道感染病史，和（或）既往暴露于疾病危险因素的患者，都应考虑慢阻肺。诊断时需进行肺功能检查。

稳定期如何进行药物治疗？

1. 支气管舒张剂：短效 β_2 受体激动剂（SABA），主要有特布他林、沙丁胺醇及左旋沙丁胺醇等，常见剂型为加压定量吸入剂。长效 β_2 受体激动剂（LABA），早期应用于临床的药物包括沙美特罗和福莫特罗，其中福莫特罗属于速效和长效 β_2 受体激动剂。

2. 抗胆碱能药物：短效抗胆碱能药物（SAMA）主要品种有异丙托溴铵。长效抗胆碱能药物（LAMA）作用时间超过 24 小时，常用的 LAMA 包括噻托溴铵、格隆溴铵、乌美溴铵和阿地溴铵等。

3. 茶碱类药物：缓释型或控释型茶碱类药物口服 1 ～ 2 次 / 天可以达到稳定的血浆药物浓度，对治疗稳定期慢阻肺有一定效果。

4. 吸入糖皮质激素：不推荐对稳定期慢阻肺患者使用单一吸入糖皮质激素（ICS）治疗。在使用 1 种或 2 种长效支气管舒张剂的基础上可以考虑联合 ICS 治疗。

5. 联合治疗：不同作用机制的支气管舒张剂联合治疗优于单

一支气管舒张剂治疗。

什么是呼吸康复治疗？

规律的运动训练是呼吸康复的核心内容。运动方式分为有氧训练、抗阻训练、呼吸肌训练等。

1. 常见的有氧运动包括快走、慢跑、游泳、打球等。

2. 阻抗训练又称力量训练，通常包括器械训练和徒手训练。器械训练主要包括哑铃、弹力带、各种阻抗训练器械；徒手训练采用抗自身重力方式如深蹲、俯卧撑等。

3. 呼吸肌功能下降是导致慢阻肺患者肺通气功能不足、气促的常见原因之一，呼吸肌训练主要包括缩唇呼吸、腹式呼吸及呼吸肌耐力训练。

慢阻肺急性加重的临床表现有哪些？

主要症状为呼吸困难加重，常伴有喘息、胸闷、咳嗽加剧、痰量增加、痰液颜色和（或）黏度改变以及发热等，也可出现心悸、全身不适、失眠、嗜睡、疲乏、抑郁和意识不清等症状。

中医如何治疗慢阻肺？

慢阻肺属于中医"喘病""肺胀"范畴，本病病位在肺，继则影响脾肾，后及心肝。病理性质属本虚标实。本虚多为气、阴两虚，发展为阳虚；标实为气滞、痰浊、水饮、血瘀。中医治疗注重祛邪扶正，标本兼顾。急则治标，缓则治本，标本兼顾贯穿于本病治疗的全过程。

中医三伏贴、三九贴在慢阻肺患者中应用广泛，其操作简单、价格低廉、毒副作用小，受到公众的普遍认可。我院的院内制剂养阴止咳合剂，对于肺阴亏耗的咳嗽及慢阻肺患者亦疗效显著。

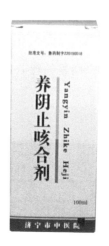

支气管哮喘早知道

支气管哮喘发病会有哪些症状？

发作性伴有哮鸣音的呼气性呼吸困难或发作性咳嗽、胸闷，严重者被迫采取坐位或呈端坐呼吸，干咳或咳大量白色泡沫痰，甚至出现发绀等，有时咳嗽是唯一的症状（咳嗽变异型哮喘）。哮喘症状可在数分钟内发作，持缓数小时至数天，可用支气管舒张剂缓解或自行缓解。某些患者可在缓解数小时后再次发作。

支气管哮喘如何治疗？

目前尚无特效的治疗办法，但坚持长期规范化治疗可使哮喘症状得到良好控制，减少复发甚至不再发作。

1. 长期抗炎治疗是基础的治疗，首选吸入激素。常用吸入药物有倍氯米松、布地奈德、氟替卡松、莫米松等，后二者生物活性更强，作用更持久。通常需规律吸入一周以上方能生效。

2. 应急缓解症状的首选药物是吸入性 β_2 受体激动剂。β_2 受体激动剂主要通过激动呼吸道的 β_2 受体，激活腺苷酸环化酶，使细胞内的环磷酸腺苷（cAMP）含量增加，游离钙减少，从而松弛支气管平滑肌，是控制哮喘急性发作的首选药物。

3. 规律吸入激素后病情控制不理想者，宜加用吸入性长效 β_2 受体激动剂，或茶碱类，或白三烯调节剂（联合用药）；亦可考虑增加吸入激素量。

中医如何治疗支气管哮喘？

1. 中医内治法

（1）冷哮证。治法：温肺散寒，化痰平喘。方药：小青龙汤加减。

（2）热哮证。治法：清热宣肺，化痰定喘。方药：定喘汤加减。

2. 中医外治法

（1）穴位贴敷：将白芥子、延胡索、白芷、细辛等药物，磨成粉，姜汁调敷。穴位选取膻中、肺俞、脾俞、肾俞、膏肓等或辨证选穴。

（2）针灸治疗：根据病情可选择大椎、肺俞、定喘、风门、天突、合谷、尺泽、足三里等穴。

（3）穴位注射：将药物、腧穴及经络有机结合起来，让注射在腧穴上的药物具有循经传导，直达病灶的作用，而且注射小剂量的药物可提高药物效应和作用时间，产生显著的临床疗效。

支气管哮喘患者的日常注意事项有哪些？

1. 饮食指导：选择清淡、易消化、足够热量的食物，不宜食用鱼、虾、蟹、蛋、牛奶等易过敏食物。忌酒及过咸食物。

2.日常生活指导：①避免哮喘的诱因：如接触床铺、地毯、沙发、绒制品等处的尘螨，接触动物的皮毛，情绪波动，精神创伤，接触冷空气，剧烈运动，以及食用易致敏食物等。②室内不种花草，不养宠物，经常打扫卫生，清洗床上用品，在打扫时患者最好离开现场。③禁止吸烟，避免接触烟雾及刺激性气体。④多补充水分。急性发作期要多饮水，并进半流质食物，以利于痰液湿化和排出。⑤随身携带止喘药，学会疾病发作时简单的紧急自我处理方法。

第四章

妇科常见病，医生来支招

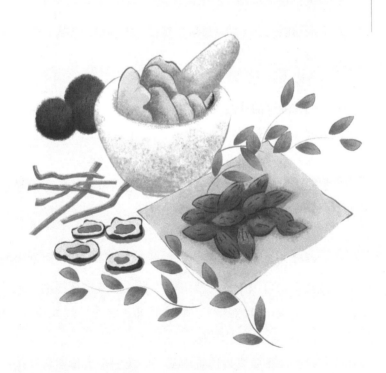

关爱女性健康，了解慢性盆腔炎

什么是慢性盆腔炎？

盆腔炎是妇科常见的疾病，其为女性内生殖器及其周围结缔组织、盆腔腹膜炎性病变的总称。盆腔炎分为急性盆腔炎和慢性盆腔炎。慢性盆腔炎多由急性盆腔炎治疗不彻底或患者体弱、病情迁延所致，也可无急性病史。

慢性盆腔炎的高危因素有哪些？

1. 妇女产后或流产后。

2. 女性过早性生活、多个性伴侣。

3. 免疫功能低下（如易感冒、贫血、大病后、久病、怕冷者）。

4. 阴道炎反复发作。

5. 慢性阑尾炎者。

6. 经期或经期前后两天过性生活。

7. 精神高度紧张、焦躁、焦虑、长期处在高压状态。

慢性盆腔炎的症状有哪些？

小腹隐痛、胀痛或坠痛，带下多、色黄或稀水样；月经量或多或少；全身疲倦乏力，腰酸腿软；不孕。

得了慢性盆腔炎，中医有办法治疗吗？

对于慢性盆腔炎，中医药治疗方法多样。例如，辨证或调周口服中药汤剂、口服中成药双甲通胶囊，以及中药溻渍、中药灌肠、微波、艾灸、耳穴压豆、低频脉冲、红光、红外线等治疗，且无静脉滴注抗生素的副作用。

得了盆腔炎不要盲目用抗生素，应根据个人体质辨证选择治疗方案，患者表现不同，选择治疗的方案不尽相同。

1. 根据临床分型，辨证口服中药

（1）肾阳虚衰：小腹冷痛下坠，热敷或按揉腹痛减轻，腰部酸，双下肢软而无力，怕冷，小便勤、多，大便不成形，舌淡，苔白滑，脉沉弱。方药：温胞饮加减（巴戟天、补骨脂、肉桂、菟丝子、附子、杜仲、白术、山药、芡实、人参）。

（2）血虚失荣证：小腹隐隐作痛，按揉舒服，头晕眼花，心慌失眠，大便干燥，面色黄，舌体淡，苔少，脉细。方药：当归建中汤（当归、桂枝、白芍、甘草、生姜、大枣）。

（3）感染邪毒证：小腹疼痛或全身疼痛，按时痛加重，发热怕冷，有的持续高热，白带量多、如脓样、味腥臭，有时白带有血丝，大便干，小便少而热，舌红，苔干黄，脉弦数。方药：解毒活血汤加减（连翘、葛根、柴胡、枳壳、当归、赤芍、生地黄、红花、桃仁、甘草）。

（4）湿热瘀结证：小腹疼痛拒按压，有灼热感，腰骶部胀痛，带下量多、黄稠、有臭味，小便少、色黄，舌红，苔黄腻，脉弦滑而数。方药：清热调血汤加味（黄连、牡丹皮、生地黄、白芍、当归、川芎、红花、桃仁、延胡索、莪术、香附、连翘）。

（5）气滞血瘀证：小腹胀痛，拒按，胸胁乳房胀痛，胃部及小腹部胀满，食欲不振，烦躁易怒，感觉胸闷想深吸气，舌质紫暗或有瘀点，脉弦涩。方药：牡丹散加减（牡丹皮、桂枝、当归、延胡索、莪术、牛膝、赤芍、三棱）。

（6）寒湿凝滞证：小腹冷痛，痛处固定，得温暖痛减，白带量多、色白质稀，手脚凉，舌淡，苔白腻，脉沉紧。方药：少腹逐瘀汤加味（肉桂、小茴香、干姜、当归、苍术、茯苓、川芎、赤芍、蒲黄、五灵脂、没药、延胡索等）。

2.补肾调周口服中药，根据女性月经周期生理特点选择方药

对慢性盆腔炎的治疗，补肾调周法着重补肾阴、肾阳，而又兼顾肝脾气血、活血化瘀及疏肝通络，有助于盆腔血液的流动、经络的疏通，有助于新陈代谢的旺盛及机体免疫功能的增强，达到不治炎而炎自愈之目的。

（1）行经期

主要症状：月经来潮时觉腰背酸楚，少腹隐痛，多血瘀或经期延长，舌质边紫，脉细弦。治法：疏肝理气、和营调经。方药：越鞠丸合五味调经散加减。制苍术、制香附、牡丹皮、生山楂、丹参、赤芍、五灵脂、茯苓、川续断等。湿热偏重者加败酱草、生薏苡仁等；热象明显者加红藤、黄柏、马鞭草等；血瘀明显者加红花、延胡索等。

（2）经后期

主要症状：月经后症见腰酸，小腹或有疼痛，带下减少，舌苔黄腻，脉细弱。

治法：滋肾养血、疏肝通络。方药：归芍地黄汤加减。当归、白芍、熟地黄、山药、山萸肉、茯苓、泽泻、川续断、桑寄生、生山楂等。湿邪明显者加败酱草、薏苡仁等；热象明显者加黄柏、败酱草、马鞭草、白花蛇舌草等；血瘀明显者加五灵脂、延胡索、苏木、丝瓜络等。

（3）经前期

主要症状：排卵后症见腰酸少腹隐痛，胸闷烦躁，乳房胀痛，舌质偏红，舌边紫，脉弦。治法：温补肾阳、疏肝通络。方药：毓麟珠加减。当归、柴胡、白芍、山药、牡丹皮、茯苓、川续断、

鹿角片、紫石英、延胡索、山楂等。夹湿浊者加马鞭草、薏苡仁等；夹有血热者加红藤、败酱草、蒲公英等；夹血瘀者加莪术、五灵脂等。

3. 中药灌肠加微波

中药方剂熬成汤剂，水煎 300 毫升，150 毫升灌肠，2 日 1 剂，每日 1 次。中药灌肠后平躺，微波探头在盆腔位置来回移动，促进中药吸收，使药物发挥最大作用。用药方法是每个月经周期的非经期治疗 10 ～ 15 天，连续治疗 3 个月经周期为 1 个疗程。

4. 艾灸

（1）选择方式：直接灸或隔药灸。

（2）选择穴位：单一隔药脐灸或穴位灸。

5. 低频脉冲治

根据患者体质，选择穴位进行电磁刺激，与针灸针刺激的不同点是此方法无疼痛。治疗时间根据体质不同而不同，可以选择每日半小时或隔日半小时或一周两次。

6. 红光及红外线治疗

温通经络、祛瘀生肌，使盆腔内纤维结缔组织增生减轻、硬化变形的组织软化，从而松解粘连组织。

7. 口服中成药

院内制剂双甲通胶囊，此药软坚散结，活血通络。能有效地松解盆腔内黏连组织，可使输卵管再通，尤其适合盆腔炎性不孕患者及宫腔粘连后月经量过少或闭经者。双甲通胶囊除了用于盆腔炎外，用于治疗多囊卵巢疗效也比较确切。

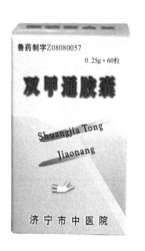

得了盆腔炎，单一方法往往难以奏效，综合治疗效果更佳，并且应及时有效治疗，大多数能明显好转或治愈。如果治疗不彻底，本病常反复。

功能失调性子宫出血知多少

什么是功能失调性子宫出血？

功能失调性子宫出血是生殖内分泌轴功能紊乱造成的异常子宫出血，分为无排卵性和有排卵性。精神紧张、营养不良、代谢紊乱、慢性疾病（肾病、血液病等）、环境及气候骤变、饮食不节、过度运动、过度减肥、酗酒、熬夜、药物影响等都可能导致功能失调性子宫出血。

功能失调性子宫出血的临床表现是什么？

阴道不规则流血（或多或少）、经期延长、月经量多、月经周期短。

治疗功能失调性子宫出血的方法有哪些？

1. 宫腔镜检查：排除子宫器质性病变，如子宫内膜息肉、子宫内膜炎、子宫瘢痕憩室、子宫黏膜下肌瘤、子宫肌壁间肌瘤凸向宫腔。单一宫腔镜检查，患者有腹胀不适感。为了避免对此检查抵触，患者可以选择无痛，无痛方式和输液一样（静脉麻醉）简单、即麻即醒，患者检查后不会有腰酸背痛的感觉。

2. 诊断性刮宫：沿宫腔搔刮，刮出组织送病理检查化验，可对明确病因诊断和治疗起到良好指导作用。刮宫是有痛感的，一般人可以忍受，不能忍受者可以选择静脉麻醉。

3. 口服孕激素、雌激素、避孕药。

4. 辨证口服中药，通过望闻问切四种方法，选择中药方剂。

5. 中药人工周期疗法（无激素的不良反应）。

6. 口服中成药养血复宫丸。

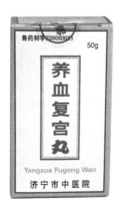

如何用中药人工周期疗法治疗功能性子宫出血？

根据患者个人月经周期或参考基础体温，进行周期疗法治疗，分为 4 期。

1. 经期以活血化瘀为主辨证口服中药或加味生化合剂或养血复宫丸。

2. 经后期以养血滋肾阴为主辨证口服中药或养血补肾丸。

3. 排卵期以补肾活血为主辨证口服中药或芪夏化瘀丸。

4. 经前期以疏肝补肾阳为主辨证口服中药或六子丸。

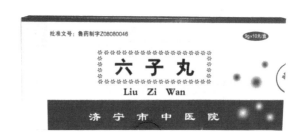

排卵正常也会得功能失调性子宫出血吗？

排卵正常也会出现功能失调性子宫出血。主要表现在月经周期缩短、经量异常增多、经期延长、经间期出血。

经期保健应注意哪些问题？

1. 注意经期卫生，经期用温开水清洗外阴。

2. 月经期间禁止性生活，月经前后两天，避免性生活。

3. 经期避免过度劳累，生气。

第五章

代谢性疾病知多少

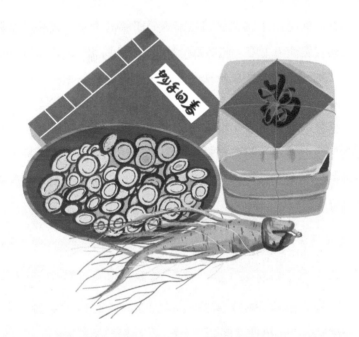

与你同行——糖尿病列车

如果说人生是一段旅程，那么糖尿病可能是很多人都会登上的"列车"。在不加控制的情况下，这辆列车会沿着既定的轨道一站一站不断前进，直至走向不可返回的终点。内分泌科医生就像是列车上的列车员，在有效的调度下，有些人可以顺利下车，有些人可以停靠在中间站，再不行也可以在车上坐得舒服一些。糖尿病这辆列车到底是什么？哪些人会得糖尿病？糖尿病有什么危害？糖尿病该怎么治疗？……这些困扰大家的问题，在下面的内容中将会一一得到解答。

什么是糖尿病和糖尿病前期？

糖尿病是由于胰腺的胰岛细胞分泌胰岛素减少或胰岛素调控葡萄糖代谢能力下降（胰岛素抵抗），而导致的一组以慢性高血糖为特征的代谢性疾病。长期存在高血糖可导致各种组织器官，特别是眼、肾、心脏、神经以及血管损害，引起功能障碍。

糖尿病前期是介于糖尿病和正常血糖之间的一种状态，指空腹血糖或餐后 2 小时血糖升高，但未达到糖尿病的诊断标准。糖尿病前期分为 3 种类型：空腹血糖受损、糖耐量受损、空腹血糖受损合并糖耐量受损。

哪些人更容易得糖尿病？

1. 有糖尿病前期病史者。

2. 年龄 ≥ 40 岁者。

3. 体重指数（BMI）≥ 24 kg/m^2，BMI= 体重（kg）÷ 身高（m）^{2}；中心型肥胖者（男性腰围 ≥ 90 cm，女性腰围 ≥ 85 cm）。

4. 一级亲属有糖尿病病史者。

5. 缺乏体力活动者。

6. 有巨大儿分娩史或有妊娠期糖尿病病史的女性。

7. 有多囊卵巢综合征病史的女性。

8. 有黑棘皮病者。

9. 有高血压病史，或正在接受降压治疗者。

10. 高密度脂蛋白胆固醇＜ 0.90 mmol/L 和（或）甘油三酯＞ 2.22 mmol/L，或正在接受调脂药治疗者。

11. 有动脉粥样硬化性心血管疾病病史者。

12. 有类固醇类药物使用史者。

13. 长期接受抗精神病药物或抗抑郁症药物治疗者。

具有以上危险因素的人群，就相当于候车室等待的人群，随时有可能登上糖尿病这趟列车，建议定期监测血糖，并进行糖尿病筛查。

糖尿病的典型症状有哪些？

糖尿病早期血糖轻度升高时通常无明显症状，大多数患者是通过体检发现，或因其他症状就诊发现，如视力下降或反复发生感染等。典型症状为多饮、多尿、多食和体重下降，常常称之为"三多一少"。症状是否明显和血糖的严重程度相关，血糖越高，症状越明显。

糖尿病的诊断标准是什么？

1. 空腹血糖（FPG）≥ 7.0 mmol/L。空腹定义为至少 8 小时内无热量摄入。

2. 口服葡萄糖耐量试验（OGTT） 2 小时血糖≥ 11.1 mmol/L。

3. 伴有典型高血糖或高血糖危象症状的患者，随机血糖≥ 11.1 mmol/L。

在无明确高血糖时，应通过重复检测来证实标准 1 或标准 2。

糖尿病有哪些类型？

糖尿病分为 1 型糖尿病、2 型糖尿病、妊娠糖尿病及其他特殊类型的糖尿病。其中，2 型糖尿病所占的比例约为 95%。

1 型糖尿病多发生于青少年，病因不清，可能与自身免疫系统缺陷有关。由于胰岛素分泌显著下降或缺失，必须补充外源性胰岛素以维持生命。

2 型糖尿病多发生于成年人，病因为胰岛素调控葡萄糖代谢的能力下降（胰岛素抵抗）伴随胰岛素分泌减少（或相对减少）。诱因包括进食过多（尤其是高脂肪、高蛋白、高热量食物）、肥胖、长期静坐工作及运动减少。

糖尿病的治疗方法有哪些？

如果得了糖尿病也不要害怕，目前糖尿病的治疗有"五架马车"，即饮食、运动、健康教育、自我监测和药物，其中健康教育是核心，饮食是基础，运动是手段，药物是武器，自我监测是保障，最关键的是血糖、血压、血脂控制达标。

糖尿病患者应该如何计算每日进食总热量？

人们摄入的食物总量既要满足人体所需要的营养素，又不能过量，且各种营养素之间必须保持合适的比例。合理控制热量摄入是糖尿病饮食治疗的基础。总热量应根据患者的标准体重、生理条件、劳动强度、工作性质等来制定。以下提供饮食计算"三步曲"，方便糖尿病患者自己控制食物摄入量。

第一步，每日热量与理想体重相关：理想体重（千克）＝实际身高（厘米）-105，然后根据（实际体重 – 理想体重）÷ 理想体重 × 100% 的值判断是属于消瘦（≤ 20%）、正常（理想体重 ±10%），还是肥胖（≥ 20%）类型。

也可按体重指数（BMI）来计算，计算公式：BMI=体重（kg）/身高（m）^{2}。中国肥胖问题工作组建议的超重和肥胖诊断分割点分为4个等级：①体重过低：BMI < 18.5。②正常：BMI 18.5 ~ 23.9。③超重：BMI 25.0 ~ 27.9。④肥胖 BMI ≥ 28.0。

第二步，每日所需热量还与活动强度相关：活动强度不同，身体所需热量也不同（表1）。

表 1　身体在不同活动强度下所需热量

活动强度	每日每千克理想体重所需热量（千卡）		
	消瘦	正常	肥胖
卧床休息	20 ~ 25	15 ~ 20	15
轻体力：办公室职员、教师、退休人员、售货员等	35	30	20 ~ 25
中体力：学生、体育老师、司机、外科医生等	40	35	30
重体力：干农活的农民、建筑工、搬运工等	45	40	35

第三步，每日所需总热量 = 理想体重 × 每日每千克理想体重所需热量。

举例说明：一名男性糖尿病患者，年龄45岁，身高1.75米，体重90千克，公司职员，体力活动少。

判断方法一：患者的体重指数为：90/1.75^2=30.25 kg/m^2（BMI > 28.0）；

判断方法二：患者的标准体重为 =175-105=70 kg，

实际体重 =90 kg，

（90−70）/70×100%=28.57%。（＞20%）

该患者属于肥胖体型，轻体力劳动强度，因此总热量＝（20～25）×70=1400～1750 千卡 / 日。

糖尿病患者可以吃水果吗？

当空腹血糖控制在 7 mmol/L（126 mg/dL）以下，餐后 2 小时血糖小于 10 mmol/L（180 mg/dL），糖化血红蛋白小于 7.5%，且血糖没有较大波动时，就可以吃水果。但水果需代替部分主食。最好在两餐之间食用，病情控制不满意者暂不食用，可吃少量生黄瓜和生西红柿。进食水果要减少主食的摄入量，少吃 25 克的主食可换苹果、橘子、桃子 150 克（三者选一），或梨 100 克，或西瓜 500 克等。而含糖量较高水果（如桂圆、枣、香蕉）和果脯类（如葡萄干、柿饼等），应禁食。

手掌法则：每天可食用自己拳头大小的水果。

无糖食品可以随便吃吗？

无糖食品不能随心所欲地吃，虽然无糖食品可满足部分糖友嗜好甜味的习惯，但食用无糖食品不宜过量，无糖食品虽含糖量可能较少，但其也是谷物类制作，摄入过量也会因为总能量超标而影响血糖。

如何选择烹调方法？

推荐的烹调方法：炖、清蒸、烩、凉拌、煮、汆、煲。优点：营养成分损失少，不增加脂肪，容易消化吸收，清淡爽口。

不推荐的烹调方法：炸、煎、红烧、油焖。缺点：对蛋白质、维生素破坏多，肉中脂肪过度氧化，而产生致癌物，增加脂肪和热量。

糖尿病患者如何运动？

规律运动可增加胰岛素敏感性，有助于控制血糖、减少心血管危险因素，而且对糖尿病高危人群一级预防效果显著。流行病学研究结果显示，规律运动8周以上可将2型糖尿病患者糖化血红蛋白降低0.66%；坚持规律运动的糖尿病患者死亡风险显著降低。

运动有哪些益处：①控制体重。②控制血糖。③改善胰岛素抵抗。④增强胰岛素作用。⑤调节血脂血压。⑥改善心肺功能。⑦放松紧张情绪。⑧预防心血管疾病。

1. 运动原则

运动治疗宜在相关专业人员指导下进行。运动前进行必要的健康评测和运动能力评估，有助于保证运动治疗的安全性和科学性。运动处方的制定需遵循个体化原则。运动项目要与患者的年龄、病情、喜好及身体承受能力相适应，并定期评估，适时调整运动计划。运动可穿戴设备的使用（如计步器），有助于提升运动依从性。运动前后要加强血糖监测，运动量大或激烈运动时应建议患者临时调整饮食及药物治疗方案，以免发生低血糖。运动中要注意及时补充水分，养成健康的生活习惯。培养活跃的生活方式，如增加日常身体活动、打破久坐行为、减少静坐时间，将有益的体育运动融入日常生活中。

2. 哪些人群适合运动？

①病情控制稳定的2型糖尿病患者。②体重超重的2型糖尿病——最佳适应证。③稳定期的1型糖尿病患者。④稳定期的妊娠糖尿病患者。

3. 哪些情况下不适合运动？

在严重低血糖、糖尿病酮症酸中毒等急性代谢并发症、合并急性感染、增生性视网膜病变、严重心脑血管疾病（不稳定性心绞痛、严重心律失常、短暂性脑缺血发作）等情况下禁忌运动，病情控制稳定后方可逐步恢复运动。2型糖尿病患者只要感觉良好，一般不必因高血糖而推迟运动。如果在进行剧烈的体力活动时血糖＞16.7 mmol/L，则应谨慎，确保补充充足的水分。

4. 合适的运动方案有哪些？

①运动时间应该选择在饭后 1～2 小时，因为此时血糖较高，运动时不易发生低血糖。②成年 2 型糖尿病患者每周至少做 150 分钟（如每周运动 5 天、每次 30 分钟）中等强度（50%～70% 最大心率，运动时有点费力，心跳和呼吸加快但不急促）的有氧运动。③中等强度的体育运动包括健步走、打太极拳、骑车、打乒乓球、打羽毛球和打高尔夫球等。较高强度的体育运动包括快节奏舞蹈、有氧健身操、游泳、骑车上坡、踢足球、打篮球等。不同运动强度举例见表 2。糖尿病患者一般适合中低强度的运动。即使每次只进行短时的体育运动（如 10 分钟），累计 30 分钟 / 天，也是有益的。不同年龄人群应选择不同的运动方式和强度（表 3）。

表 2   不同运动强度举例

低强度运动	散步、健身器运动、瑜伽
中强度运动	健步走、打太极拳、骑车、打乒乓球、打羽毛球、打高尔夫球等
高强度运动	快节奏舞蹈、有氧健身操、游泳、骑车上坡、踢足球、打篮球等

表 3   合理选择运动方式和强度

运动强度	运动中心率范围
低强度运动	（220 - 年龄）×（＜50%）
中强度运动	（220 - 年龄）×（50%～70%）
高强度运动	（220 - 年龄）×（70%～90%）

每天 1 万步的运动量 = 游泳 30 分钟 = 跑步 30 分钟 = 连续打网球 45 分钟 = 骑自行车 95 分钟 = 做家务 120 分钟。

糖尿病患者的随访监测指标有哪些？

糖尿病患者常合并代谢综合征的一个或多个组分，如高血压、血脂异常、肥胖等，使糖尿病并发症的发生风险、进展速度及危害显著增加。因此，科学、合理的糖尿病随访策略应该是综合性的，包括血糖、血压、血脂和体重等相关指标的监测和控制（表 4）。

表 4 糖尿病患者的随访监测指标

项目	每次随访内容	每季度随访内容	每年度随访内容	控制目标值
血糖				
空腹血糖（mmol/L）	√	√	√	4.4 ~ 7.0
餐后血糖（mmo/L）	√	√	√	< 10.0
身高	√	√	√	
体重	√	√	√	
腰围	√	√	√	
血压（mmHg）	√	√	√	< 130/80
尿常规	√	√	√	
糖化血红蛋白（%）		√	√	< 7.0
总胆固醇（mmol/L）			√	< 4.5
甘油三酯（mmo/L）			√	< 1.7
高密度脂蛋白（mmo/L）			√	
男性				> 1.0
女性				> 1.3
低密度脂蛋白			√	
未合并动脉粥样硬化性心血管疾病				< 2.6

项目	每次随访内容	每季度随访内容	每年度随访内容	控制目标值
合并动脉粥样硬化性心血管疾病				＜ 1.8
肌酐			√	
血尿素氮			√	
甲状腺激素水平			√	
足背动脉搏动		√	√	
神经病变相关检查		√	√	
微量白蛋白尿			√	
心电图			√	
视力及眼底			√	
主动有氧活动（分钟 / 周）	√	√	√	≥ 150

糖尿病的并发症有哪些？

糖尿病并发症分为急性并发症和慢性并发症。主要急性并发症包括：①低血糖；②糖尿病酮症酸中毒；③高渗性非酮症糖尿病昏迷；④糖尿病乳酸性酸中毒。慢性并发症包括：①大血管病变（心脏病、高血压、脑血管意外及下肢周围血管病变）；②微血管病变（糖尿病视网膜病变、糖尿病肾病）和神经病变等；③糖尿病足；④糖尿病皮肤病变。

预防糖尿病并发症应该怎么办？

1. 积极治疗糖尿病，使血糖长期控制在正常或接近正常水平。治疗糖尿病的方法有饮食、运动、药物（口服降糖药、胰岛素）、自我监测、教育及心理疗法。具体治疗方案根据病情而定，但是患者与医生密切配合十分重要。

2. 积极治疗血脂异常。长期坚持饮食疗法，少吃动物脂肪，限制富含胆固醇的食物如动物内脏、鱼子、蛋黄等。必要时使用调脂药物。

3. 适当的运动对降低血糖、血脂，有效控制体重、预防糖尿病并发症有较好的作用，应长期坚持锻炼。运动方式应采取有氧运动，如快走、慢跑、骑自行车、游泳等，不要做短时间需要爆发力的运动，如赛跑、举重等。有严重心、肾等并发症者活动应根据具体情况而定。

4. 调整体重。肥胖是长寿之敌，是多种疾病的温床，肥胖与动脉硬化的发生、进展有密切关系，肥胖型糖尿病对胰岛素不敏感。因此调整体重，使之接近标准体重，对良好控制血糖、预防糖尿病血管病变有着十分重要的意义。

5. 有效控制血压，伴有高血压时，要加服降血压药，应控制在 130/80 mmHg 以下。

6. 不吸烟，不饮酒。

7. 建立正确、有规律的糖尿病饮食习惯。

8. 定期检查，进行眼底、心脏、肾脏及神经系统、足部检查，争取早期发现并发症，早期治疗。

糖尿病并发症的中医特色治疗有哪些？

1. 糖尿病周围神经病变或血管病变阶段

出现肢体麻木、疼痛、间歇性跛行、下肢颜色变暗、下肢水肿等症状时，可使用特色治疗。

（1）中药溻渍治疗：运用中药研末外敷配合红外线治疗，麻木疼痛者，使用活血通络方溻渍；水肿者，使用消肿方溻渍。

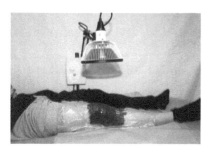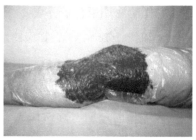

（2）中药熏洗法：运用腿浴治疗仪、足疗仪及智能型中药熏蒸治疗仪，把中药煎汤熏洗双下肢。

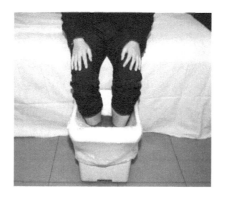

（3）中药油搓法：使用我院特色制剂蛸红敛疮油，运用搓法治疗。

（4）穴位贴敷：双侧足三里、涌泉穴、三阴交等穴位。

2.糖尿病足阶段

（1）内治法：根据辨证论治及疾病分型选择合适的中药、中成药内服或静脉注射，如疏血通注射液、血塞通注射液等。

（2）外治法

①无坏疽期

对于患足凉麻，色苍白或苍黄、紫暗者，可采用温经、活血、止痛的中药煎汤熏洗，通过皮肤透皮吸收达到改善循环的作用。外治方法：中药煎汤熏洗。用药：水蛭、地龙、红花附子、桂枝、干姜、花椒等。用法：腿浴治疗仪，设定 38～40 ℃左右，时间 20 分钟。

②坏疽期

炎症期的创面处理：对于糖尿病坏疽合并重度感染，局部红肿热痛、筋烂肉腐、脓腔形成、引流不畅者，应进行清创减压，保持引流通畅。同时可采用清热解毒、活血消肿、祛腐排脓的中药油外敷。外治方法：用剪刀彻底打开脓腔，引流脓液。

清创祛腐阶段：对于感染已得到控制，局部红肿减轻，坏疽局限者，则可进行创面的清创祛腐。外治方法：清创，清除坏死组织。换药，中药油纱外敷，换药以解毒祛腐。

生肌阶段：对于坏死组织已大部分清除，基底部正常组织充分显露者，则开始进入生肌阶段的治疗。外治方法：继续用中药油纱换药以生肌。

查出脂肪肝，应该这样做

关于血脂，你需要了解什么？

1. 什么是血脂？

血脂是血浆中的中性脂肪（甘油三酯和胆固醇）和类脂（磷脂、糖脂、固醇、类固醇）的总称。

2. 什么是血脂异常？

依据《中国成人血脂异常防治指南》，总胆固醇≥ 6.2 mmol/L、低密度脂蛋白胆固醇≥ 3.4 mmol/L、甘油三酯≥ 2.3 mmol/L，如果这三项中的一项或者是几项升高，可以诊断为血脂异常。

3. 哪些人群需要筛查血脂?

（1）20 ～ 40 岁成年人至少每 5 年检测 1 次血脂。

（2）40 岁以上男性和绝经期后女性每年检测血脂。

（3）动脉粥样硬化性心血管疾病患者及其高危人群，应每 3 ～ 6 个月检测 1 次血脂。

（4）因动脉粥样硬化性心血管疾病住院患者，应在入院时或入院 24 小时内检测血脂。

4. 血脂检查的重点对象

（1）有动脉粥样硬化性心血管疾病病史者。

（2）存在多项动脉粥样硬化性心血管疾病危险因素（如高血压、糖尿病、肥胖、吸烟）的人群。

（3）有早发性心血管疾病家族史者（指男性一级直系亲属在 55 岁前或女性一级直系亲属在 65 岁前患缺血性心血管疾病）。

（4）家族性高脂血症患者。

（5）有皮肤黄色瘤者。

别拿脂肪肝不当"病"

脂肪肝（fatty liver）是指各种原因引起的肝细胞内脂肪堆积过多的病变，而非一种独立的疾病。脂肪性肝病正严重威胁着国人的健康，成为仅次于病毒性肝炎的第二大肝病，发病率在不断升高，且发病年龄日趋年轻化。正常人肝组织中含有少量的脂肪，如甘油三酯、磷脂、糖脂和胆固醇等，其重量为肝重量的 3% ～ 5%，如果肝内脂肪蓄积太多，超过肝重量的 5%，或在组织学上肝细胞 50% 以上有脂肪变性时，就可称为脂肪肝。一般而言，脂肪肝属可逆性疾病，早期诊断并及时治疗常可恢复正常。然而目前大家对它的重视程度还远远不够，很多人并没有意识到脂肪肝也是一种疾病！大多数人认为脂肪肝不痛不痒、无关紧要，在这里要提醒大家，这样要不了几年，轻度脂肪肝就会升级成中度、重度，最后就离肝硬化，甚至肝癌不远了！所以别拿脂肪肝不当"病"。

什么人更容易得脂肪肝？

1. 中老年人易患脂肪肝：年龄增大，新陈代谢功能逐渐衰退，运动量减少。

2. 肥胖者易患脂肪肝：30% ～ 50% 的肥胖者合并脂肪肝，重度肥胖者脂肪肝病变率高达 61% ～ 94%。

3. 暴饮暴食者易患脂肪肝。

4. 嗜酒者易患脂肪肝：每天饮酒超过 80 克，则酒精性脂肪肝的发病率会增加 5 ～ 25 倍。

5. 少动者易患脂肪肝。

6. 高血脂者易患脂肪肝。

7. 糖尿病患者易患脂肪肝。

8. 有脂肪肝家族聚集史者易患脂肪肝。

9. 长期节食减肥或长期饥饿造成营养不良者易患脂肪肝。

脂肪肝常见危害有哪些？

脂肪肝早期并没有症状，很容易被忽略，一旦长期得不到控制，可能出现多种疾病，包括肝功能下降、肝纤维化、肝癌、糖尿病、高血脂、高血压、中风、猝死等。

脂肪肝的筛查

第一，肝功能检查。

第二，血脂检查。

第三，血糖的检查，包括空腹和餐后 2 小时血糖。

第四，肝炎病毒感染相关指标检查，包括乙肝五项指标、丙型肝炎抗体等。

第五，彩超检查，彩超也是检测脂肪肝的主要手段之一。

第六，上腹部 CT 检查。

第七，脂肪肝还要结合症状进行检查，比如乏力、恶心、呕吐、食欲差、肝区疼痛等。

第八，超声发现有肝脂肪浸润；出现不明原因的肝功能酶学异常；肥胖、高甘油三酯血症、2 型糖尿病、高血压、高尿酸血症患者以及长期饮酒者，需要到专病门诊做进一步筛查。

中医食疗控制脂肪肝

改变不良的生活方式，是预防和控制脂肪肝的最佳途径，也是最经济的方式，其中健康的饮食是关键。

1. 适当控制膳食热量摄入，建议每日减少 500 ～ 1000 千卡热量。

2. 调整膳食结构，建议适量摄入脂肪和碳水化合物，限制含糖饮料、糕点和深加工精制食品的摄入，增加全谷类食物、膳食纤维和水分的摄入。

3. 一日三餐定时定量，严格控制晚餐的热量，晚餐后不喝含糖饮料。

4. 脂肪肝患者多属本虚标实，内生湿热。可食用薏米莲子粥、冬瓜、赤小豆、绿豆、山楂等食物。我院内分泌科根据临床经验研制了降脂茶，疗效显著。

中医药可有效防治脂肪肝

脂肪肝的形成，中医上涉及气滞血瘀及痰浊积聚。中医中药以疏肝解郁、健脾化湿、活血化瘀为主。疏肝解郁常用中药有柴胡、枳壳、白芍、薄荷、苏叶等；健脾化湿常用中药有山药、薏米、茯苓、泽泻、荷叶等；活血化瘀的常用中药有郁金、莪术、丹参、当归等。也可以用葛根、决明子、绞股蓝、银杏叶、荷叶、黄芪代茶饮。

通过经络穴位，有效降脂

中医认为本病是以体内垃圾（即痰、湿、瘀）堆积于肝脏所致，在经络治疗上主要选用任脉、足阳明胃经、足厥阴肝经及足少阳胆经的穴位。比如：气海、中脘、章门、丰隆、三阴交、肝俞等，并辨证论治取穴。

选用以上经络穴位，常用具体治疗操作方法有以下几种：①毫针针刺；②穴位埋线；③灸法；④穴位贴敷；⑤调泌针法。

合理运动不可少

运动不仅能消耗热量、帮助控制体重，还可以直接改善肝脏代谢，坚持规律合理运动，即使体重没有明显下降，脂肪肝也能有相应的改善。

1. 脂肪肝患者日常运动原则

（1）保证运动的安全性。

（2）根据自身情况选择合理的运动强度及方式：①应养成健康的生活习惯，增加日常身体活动，减少坐的时间。②应以中等强度、有氧训练为主，每周至少运动150分钟（如每周运动5天，每次30分钟）。③联合进行抗阻运动和有氧运动可获得更大程度的代谢改善。④每周最好进行2～3次抗阻运动（两次锻炼间隔≥48小时），锻炼肌肉力量和耐力。⑤运动需要规律且循序渐进，不宜勉强达到运动量，运动前应做整理运动，运动后缓慢停止。

2. 适合脂肪肝患者的居家运动

（1）有氧运动：①原地快走；②跳绳（可以不用器械，空跳）；③健身操、瑜伽、太极；④踢键子；⑤踏步机、椭圆机、爬楼梯机、划船机。

（2）抗阻运动

抗阻运动是防止肌肉质量及肌力下降的有效运动方式，在改善脂代谢、减少胰岛素抵抗方面有很好的作用。包括：①深蹲、俯卧撑、仰卧起坐等；②哑铃操。

（3）中医传统健身术：①太极拳、太极剑；②八段锦。

3. 运动注意事项

（1）合并糖尿病者要避免发生低血糖。

（2）运动项目要与患者的年龄、病情及身体承受能力相适应，并定期评估，适时调整。

（3）大体重、腰膝关节受损或骨质疏松患者要避免跳跃、跑步、负重等有可能损伤腰膝关节的运动方式。

（4）有严重肾病、严重心脑血管疾病（不稳定性心绞痛、严重心律失常、短暂性脑缺血发作）者禁忌运动，病情控制稳定后方可逐步恢复运动。

（5）每项运动和动作要做到标准化，才能达到效果，不会导致关节和肌肉损伤。

保持好心情，疏肝解郁

中医认为脂肪肝是气滞血瘀及痰浊积聚形成，气血津液运行失常所致，与肝失疏泄密切相关，中医有五脏，五脏中肝与其他四脏相互影响，表现如下。

1. 肝与心的关系：肝主疏泄，调畅气机与神志，心主神明，心与肝共同调节血液的运行，运行失常则瘀血形成，积于心肝，可形成脂肪肝。

2. 肝与肺的关系：肺主气，肝藏血，血为气之母，气为血之帅，维持人体气血运行，相互影响，运行不利则瘀血内生，阻于肝络则可形成脂肪肝。

3.肝与脾的关系：脾主运化水湿，升清而降浊，脾之运化有赖于肝的疏泄与调达，运行失常，水湿化痰，积于肝脏，可形成脂肪肝。

4.肝与肾的关系：肝肾同源，精血互生，肝失疏泄，肾精不布，肾主水失常，水湿停滞，停于肝经则可形成脂肪肝。

由此可见肝在五脏中影响气机的运行。肝在五行中属木，肝喜升发、舒畅、调达而恶抑郁，所以调整情绪、保持好心情、疏肝解郁有利于防治脂肪肝。

止痛降尿酸，告别痛风

认识痛风

痛风，是指嘌呤代谢紊乱和（或）尿酸排泄减少，形成高尿酸血症，尿酸盐沉积在关节、肾脏和皮下等部位，引起的一系列临床综合征。多表现为急性单关节的突发红肿痛，最常发生于第一跖趾关节（大脚趾与足弓的交界关节）、跗骨关节（足背区域），也可以发生在足趾其他关节、踝关节、膝关节、腕关节、肘关节和手指的关节等。患者还可能伴有泌尿系结石、肾脏损伤，并常与肥胖、血脂异常、血糖升高、高血压等并存。除此之外，痛风也可加速动脉粥样硬化导致心脑血管疾病发病提前。

高尿酸血症的定义和成因

高尿酸血症是痛风发生的前提，一般认为，男性和绝经后女性的尿酸＞420 μmol/L、绝经前女性的尿酸＞350 μmol/L，为高尿酸血症（各医疗机构检测方法不同，正常参考范围会略有差异）。原发性高尿酸血症的形成原因包括尿酸排泄减少、尿酸生成过多等，如果归结到生活方式上，可以简单总结为"吃得好、动的少"。而继发性的高尿酸血症多与疾病、药物等因素有关，比如，患有慢性肾衰竭、多发性骨髓瘤、真性红细胞增多症的患者常会出现高尿酸血症；服用抗结核药物（吡嗪酰胺、乙胺丁醇）、利尿药物（氢氯噻嗪）和一些用于肿瘤血液病的化疗药物的患者也可能会出现高尿酸血症。

高尿酸血症和痛风的关系

只有少数高尿酸血症患者会发展为痛风并出现痛风性关节炎，据医学文献报道这个概率在 8%～12%，痛风的发生率随着尿酸的升高而升高，但也不是绝对的因果关系。"痛风"这个名词，虽然多数时候用在有过痛风性关节炎，也就是关节红肿痛发作史的患者，但我们眼中的痛风概念还要包括高尿酸对肾脏、心脏的影响，以及与之并存的血脂异常、动脉硬化等，同时要注意未形成痛风的高尿酸血症对人体也有危害。另外，年轻女性的尿酸参考值上限相对低一些，但由于女性绝经前有雌激素的保护，所以即便有高尿酸血症一般也不会发生痛风，对其影响也相对缓和。

痛风的饮食和锻炼

饮食清淡、积极运动、控制体重，是防治高尿酸血症和痛风的有效措施。

关于痛风和高尿酸血症的饮食原则，我们如果自行上网搜索，会找到许多不同的甚至互相矛盾的说法，其实我们只要记住"少荤、多素、不饮酒"七个字就可以了。如果按嘌呤含量一个个去记，是不现实的，也没有那个必要。

"少荤"就是绝大多数的鱼肉类都要少吃，而荤食里的鸡蛋、牛奶、海参、海蜇皮，是已知的低嘌呤食品，高尿酸血症和痛风的患者可以食用。

"多素"是指所有的蔬菜都能吃，我们经常见到一些文章说很多蔬菜嘌呤含量高，也不能吃，比如菠菜、芦笋、菌菇类和豆类等，现在认为这是个误区，研究提示多吃这些蔬菜并不真的增加高尿酸血症和痛风的发病率，况且食用蔬菜对人体其他方面还有保护作用，所以高尿酸血症和痛风的患者在食用蔬菜上应该相对放开，在某些研究结论还有争议的情况下，可以所有蔬菜都吃一点、多些花样。反而是食用水果需要注意要尽量选用含糖量低的水果，因为果糖也是尿酸的一个来源。同样的道理，含糖饮料，尤其是饮料的配料表含有"果葡糖浆"的饮料也不要选用。另外，在水果中，樱桃是个特例，樱桃有降尿酸作用，高尿酸血症和痛风的患者在樱桃成熟的季节可以多吃些樱桃。

"不饮酒"即啤酒、白酒都不能喝，啤酒的嘌呤含量很高，饮用白酒产生的乳酸明显影响尿酸的排泄，所以啤酒和白酒对高尿酸血症和痛风的患者都有着非常明显的影响。而现在的研究表明，红酒对人体尿酸的影响不大，但这也并不是说红酒就可以无限制地饮用，因为所有的酒精都是致癌物。

痛风的中药治疗

痛风的中医治疗，和其他疾病一样要讲究整体观念和辨证论治。痛风是"本虚标实"之证，脾和肾的功能性亏虚是"本"，湿热、痰饮、瘀血则是"标"。在痛风性关节炎的发作期，大多数是湿热证，中医在开方时一般以清热利湿为主要的入手点，兼顾化痰饮、逐瘀血等。而在痛风性关节炎的缓解期，则常以健脾、补肾等作为入手点，兼顾清利湿热、化痰逐瘀等方面。

痛风发作期多属湿热瘀阻证，患者常表现为关节红肿热痛、舌苔黄腻、脉滑数，临床常使用四妙散加减治疗，四妙散中有黄柏、苍术、薏苡仁、川牛膝四味药，可以再加上秦皮、车前子、金钱草等药物加强清热利湿的作用，有瘀血证时可以加上红花、川芎、当归、丹参、赤芍等活血化瘀的药物，有痰饮证时可以加上陈皮、半夏、炒白芥子、制天南星等燥湿化痰的药物。药店也有和四妙散对应的中成药"四妙丸"，只是由于无法随患者的症候加减，所以不如中药汤剂灵活。

痛风发作期，除了口服中药外，还有外用的中药。比如，济宁市中医院风湿病科治疗痛风发作期的关节肿痛，就有自己独特的外用中药配方，把外用中药调成药泥给肿痛的关节做中药封包治疗，就能起到迅速消除关节肿痛的作用。

痛风性关节炎的缓解期，如果以脾虚湿盛证为主，表现为关节肿痛已消退，但有乏力倦怠、舌苔多薄白、舌体常有齿痕，则常常选用香砂六君子汤或参苓白术散加减，而在药店也有香砂六君子丸和参苓白术丸的中成药。缓解期的痛风如果是肾阳虚证为主，表现为关节隐痛且遇冷加重、腰膝酸软、舌淡、苔白、脉沉细的，可以选用肾气丸加减。

使用中药治疗痛风，一定要由专业的中医望闻问切后开方，最忌讳的是没有医学基础的患者自行上网搜索、照搬一些中药方来使用。中药的搭配有很多技巧，我们不仅要考虑一张处方中君臣佐使的结构安排，还要考虑主症与兼症的关系，避开药物的毒副作用，处理好中西药物的相互影响等。自己抄来的"偏方"不仅可能无效，甚至还可能产生严重的不良反应。

痛风的西药治疗

既然要谈痛风的治疗，那也得谈到西药。痛风治疗所用的西药，一方面是急性期缓解关节肿痛；另一方面是降尿酸。

缓解痛风性关节炎发作的一线药物有三类：秋水仙碱、非甾体抗炎药、激素。这三类药物各有所长。

其中秋水仙碱对缓解痛风发作有着良好的效果，而且合理使用不良反应很小。目前国内秋水仙碱规格为 0.5 毫克 1 片，一天吃三片，首次可以加倍，这样用药剂量不大，就有良好的疗效，和说明书上的"吃到受不了为止"的用法相比不良反应少得多。

非甾体抗炎药就是我们俗话说的止痛药，常见的有布洛芬、吲哚美辛、双氯芬酸钠、美洛昔康、洛索洛芬钠、塞来昔布、依托考昔等，非甾体抗炎药应尽量不用于有肾病的患者，有胃肠疾病的患者则要选择对胃肠道刺激小的。

激素则尽量不要用于合并高血糖的患者。

无论是用秋水仙碱还是非甾体抗炎药还是激素，都要注意随着痛风缓解是减量而不是直接停药，且在降尿酸过程中还需要服用抗关节肿痛的药物保驾护航好几周甚至好几个月，这也就要求我们在选用抗发作药时要考虑到服药时间较长对人体的影响，大部分情况下应该首选小剂量秋水仙碱或对胃肠道影响小的非甾体抗炎药。

我们常用的降尿酸西药，主要是别嘌醇、非布司他、苯溴马隆这"三剑客"。目前我们把抑制尿酸生成药当作首选，也就是别嘌醇和非布司他这两种药物。如果患者对别嘌醇不过敏，它就是一个很好的降尿酸药物；而如果患者对别嘌醇过敏或患者本身有肾功能不全，就选用非布司他。在部分国家因引起肝损伤而已经撤市的苯溴马隆，则属于促进尿酸排泄的降尿酸药，它对中国人来说仍旧是可选择的最合适的降尿酸药物之一，只是我们在患者肝功能有问题时不要用它，在患者有泌尿系结石、肾功能不全时也不要用它。有泌尿系结石的患者，还可以再加上枸橼酸氢钾钠。各种药物都有它的优缺点，痛风的治疗靠的是长期的综合随访管理，药物治疗只是其中的一部分，把治疗寄望于"某一种特效药"是不合理也不现实的。

这里还需要提一句降尿酸药物的使用指征：无症状高尿酸血症如果血尿酸在 550 μmol/L 以下，首先选择饮食锻炼治疗；而如果有过痛风发作或者虽然无痛风发作但尿酸超过了 550 μmol/L，则需要启动药物降尿酸。痛风患者的尿酸最好是能够控制在 200 ～ 300 μmol/L，在这个数值下患者已经形成的痛风石也可以慢慢溶解。由于尿酸是人类智力的维持因素之一，所以血尿酸也不宜降到 200 μmol/L 以下。

除了上面提到的经典的降尿酸药，还有一些药物"兼有"降尿酸作用。确实有些患者只有单纯的高尿酸和痛风性关节炎发作，是相对明晰的"原发性痛风"；但更多的患者合并糖脂代谢异常、心血管疾病、高血压、脂肪肝、肥胖等，痛风和高尿酸血症只是其中的一个元素（也不见得就是"继发性痛风"，因为它们之间的先后和因果关系都是交互的）。这些疾病，对我们内科医生来讲并不难处理，而处理的过程中我们就需要考虑哪些药物能"兼职"降尿酸，其中，用来降甘油三酯的非诺贝特和降血压的氯沙坦钾是最经典的降尿酸代表，用兼能降尿酸的药物处理好这些疾病，尿酸也就控制好了，都不用额外再加降尿酸药。

痛风的预防和就诊注意事项

痛风的发病年龄越来越趋于年轻化，所以无论是老年人还是年轻人，都需要做到饮食结构清淡和积极锻炼，来预防高尿酸血症和痛风的发生。而已经有过痛风性关节炎的患者，则更需要注意贯彻好低嘌呤饮食原则。

痛风的诊疗科室是风湿病科或者内分泌科，一定要记住痛风的治疗是综合治疗，仅关注关节肿痛消退和尿酸降低是无法成功治疗痛风的。

痛风治疗要坚持长期用药，不能"疼了吃止痛药、不疼了就不吃药"。很多医生都常被人问到"痛风能否停药"的问题，现在我们较为通行的观点是"痛风患者应当终身保持降尿酸治疗，但也并不一定终身服药"。如果痛风患者没有出现肾功能不全和其他并发症，尿酸控制好并稳定半年至 1 年后我们会尝试让患者减停药物，有不少已经停药很久但仍保持良好状态（尿酸正常、痛风不再发作、重要脏器不受累）的例子，但这也意味着在饮食和锻炼上有更严格的要求。

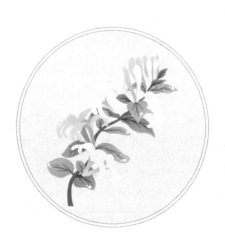

第六章

脾胃调理胃口好

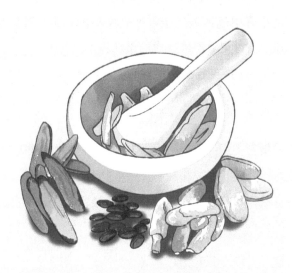

慢性胃炎的基础知识

什么是慢性胃炎？

慢性胃炎是指多种原因引起的胃黏膜慢性炎症，发病率随年龄增加而升高。病理上以淋巴细胞浸润为主要特点，部分患者在后期可出现胃黏膜固有层腺体萎缩和肠上皮化生，继而出现上皮内瘤变，与胃癌发生密切相关。

慢性胃炎主要分为哪几种？

慢性胃炎一般分为：慢性非萎缩性（浅表性）胃炎、慢性萎缩性胃炎和特殊类型胃炎三大类。

慢性胃炎患者为何会出现嗳气、反酸、烧心？

嗳气是指胃中气体上逆至咽喉而发出的响声，其产生跟胃内产气过多和慢性胃炎等疾病造成的胃动力不足有关。

反酸是指胃内容物经食管反流达口咽部，口腔感觉到酸性物质，多由贲门功能不全和胃功能障碍逆蠕动使酸性胃液反流至口腔所致。

烧心是指剑突或胸骨后反复发作的一种烧灼感或发热的感觉，有时是烧灼样疼痛，多数伴随着反酸症状，原因也与反酸类似。

慢性胃炎患者，胃黏膜受到刺激而经常处于兴奋状态，容易释放大量的胃酸，从而导致胃酸过多。还有饮食不均衡及精神因素：经常进食过甜、过咸、过辣、过冷、过烫的食物，精神压力大，过于疲劳，情绪不佳时，会导致大脑皮质功能紊乱，不能很好地控制胃酸分泌的神经，也会使胃酸分泌增加，出现烧心、反酸等症状。

诊断慢性胃炎的检查有哪些？

诊断慢性胃炎的检查包括实验室检查与特殊检查。

1.胃液分析：可测定基础胃酸分泌量及注射组胺或五肽胃泌素后测定最大泌酸量和高峰泌酸量以判断胃泌酸功能。现临床已很少采用。

2.血清学检查：包括胃泌素水平、壁细胞抗体、内因子抗体、胃泌素抗体、血清维生素 B_{12} 浓度等。

3.胃镜和活组织检查：是诊断慢性胃炎的主要方法。通过内镜直观检查，可进行多部位活检诊断萎缩和化生，并对胃黏膜行组织形态学评估。新型内镜诊断技术如化学染色内镜、电子染色内镜、放大内镜、激光共聚焦显微内镜、荧光内镜等不断应用于临床，使对于胃癌癌前状态和癌前病变的检出率明显提高，活检更具有针对性。

4.幽门螺杆菌检查：包括有创检查和无创检查。有创检查指主要通过胃镜检查获得胃黏膜标本的相关检查，包括快速尿素酶试验、病理 Hp 检查、组织细菌培养、组织 PCR 技术。

无创检查指不需要通过胃镜检查获得标本的检查，包括血清抗体检测、^{13}C 或 ^{14}C 尿素呼气试验、粪幽门螺杆菌抗原检测（多用于儿童）等方法。

引起慢性胃炎的原因有哪些？

慢性胃炎的发病原因有哪些？

1.生物因素：幽门螺杆菌（Hp）感染是慢性胃炎的主要原因，90% 以上的慢性胃炎患者有 Hp 感染。

2. 免疫因素和遗传因素：胃体萎缩为主的慢性胃炎发生在自身免疫基础上，又称为自身免疫性胃炎，或 A 型萎缩性胃炎。

3. 物理因素：长期摄入浓茶、烈酒、咖啡，高盐饮食，过热、过冷、过于粗糙或刺激性的食物，可导致胃黏膜的反复损伤。

4. 化学因素：长期大量服用非甾体抗炎药，或吸烟均可破坏黏膜屏障造成胃黏膜慢性炎症。

5. 其他：慢性右心衰竭、肝硬化门脉高压症等可引起胃黏膜瘀血、缺氧，导致胃黏膜长期损伤。

幽门螺杆菌是引发慢性胃炎的重要因素吗？

幽门螺杆菌（Hp）是引发慢性胃炎的主要因素，慢性胃炎患者的胃黏膜活检标本中幽门螺杆菌的检出率可达 60% ～ 80%，而消化性溃疡患者更高，可达 95% 以上。

正常情况下，胃壁有着一系列完善的自我保护机制，能抵御经口而入的千百种微生物的侵袭，而幽门螺杆菌进入胃内后，牢牢地与上皮细胞连接在一起，会产生一系列的毒素因子破坏胃上皮细胞，引起各种炎症细胞产生及炎症反应。

幽门螺杆菌的感染有明显的家庭聚集现象，易感因素包括共餐、接吻、嗜辣、外出就餐等。这也是幽门螺杆菌在亚洲地区高发的原因之一。

中医如何调理慢性胃炎？

慢性胃炎属于中医哪些病范畴？其中医药治疗有哪些？

慢性胃炎为临床常见病，中医治疗效果较好，根据其临床表现属于中医"胃痛""吐酸""胃痞""呃逆"等范畴。

1. 胃痛中医治疗

胃痛是以胃脘部近心窝处发生疼痛为主症的一种脾胃病证。

（1）寒邪客胃：温胃散寒，理气止痛，方选良附丸加减。

（2）饮食停滞：消食导滞，和胃止痛，方选保和丸加减。

（3）肝气犯胃：疏肝理气，和胃止痛，方选柴胡疏肝散加减。

（4）肝胃郁热：疏肝理气，泄热和中，方选丹栀逍遥散合左金丸加减。

（5）瘀血停滞：活血化瘀，理气止痛，方选失笑散合丹参饮加减。

（6）脾胃湿热：清热化湿，理气和中，方选黄连温胆汤加减。

（7）胃阴亏虚：养阴益胃，和中止痛，方选益胃汤合芍药甘草汤加减。

（8）脾胃虚寒：温中健脾，和胃止痛，方选黄芪建中汤加减。

2. 吐酸的中医治疗

吐酸：以酸水由胃中上泛，咽下或不咽下而吐出为主症的一种脾胃病症。

（1）热证：泻肝清火，苦辛通降，方选左金丸加减。

（2）寒证：温中散寒，和胃制酸，方选香砂六君子汤加减。

3. 胃痞的中医治疗

胃痞：是以胃脘部按之柔软，压之不痛为主症的一种脾胃病证。

（1）肝胃不和：疏肝解郁，和胃消痞，方选枳术丸加减。

（2）湿热滞胃：清热化湿，和胃健脾，方选连朴饮加减。

（3）寒热错杂：辛开苦降，和中消痞，方选半夏泻心汤加减。

（4）脾气虚弱：益气健脾，方选补中益气汤加减。

（5）胃阴亏虚：养阴益胃，方选益胃汤加石斛加减。

（6）脾胃虚寒：温阳散寒，补虚和胃，方选枳实理中汤加减。

4.呃逆的中医治疗

呃逆是以胃气上逆动膈，以气逆上冲，喉间呃呃连声，声短而频，难以自制为主症的一种脾胃病证。

（1）胃中寒冷：温中散寒，降逆止呃，方选丁香散加减。

（2）胃火上逆：清热和胃，降逆止呃，方选竹叶石膏汤加减。

（3）气机郁滞：顺气解郁，降逆止呃，方选五磨饮子加减。

（4）脾胃阳虚：温补脾胃，和中降逆，方选理中汤加减。

（5）胃阴不足：益胃养阴，和胃止呃，方选益胃汤加减。

慢性胃炎的中医特色治疗有哪些？

济宁市中医院脾胃病科在为患者辨证施治的基础上，开展了许多中医特色疗法，效果显著。

隔物灸法（脐灸）：是以脐（神阙）处为艾灸部位，以激发经气，疏通经络，促进气血运行，调节人体阴阳与脏腑功能，从而达到治疗疾病目的的一种方法。一般1周3次，每次半小时至1小时。适用于脾虚湿蕴及脾阳虚患者。

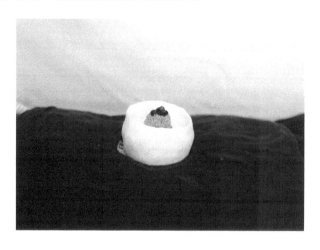

腹灸：通过灸腹部及其相关的穴位，达到温中健脾、益气通阳、活血通经的目的，可以起到减轻腹腔炎症的作用。1周2次，每次半小时至1小时。适用于脾虚湿蕴及脾阳虚患者。

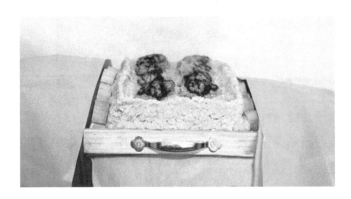

督灸：督脉是人体阳脉之海，进行艾灸可以起到补五脏阳气的作用。每月1次，每次1小时左右。适用于脾肾阳虚的患者。

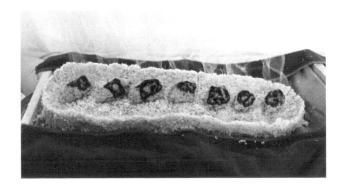

中药穴位贴敷：通过药物直接刺激穴位，使局部药物浓度明显高于其他部位，取穴上脘、中脘、下脘、足三里、神阙、三阴交、关元、气海、涌泉、脾俞、胃俞等。每日1次，适用于所有证型的患者。

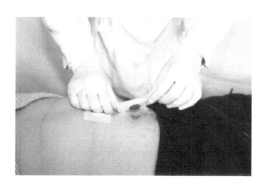

胃肠功能治疗仪：通过特定穴位的脉冲电治疗，使胃肠起搏点产生"跟随谐振"效应，促使胃肠产生足够有效的节律性收缩及推进运动，缓解或消除胃肠功能紊乱的症状，如胃胀、呃逆、恶心、腹胀等。

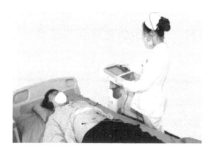

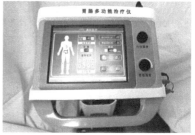

第七章

肾病早发现，内调外养促恢复

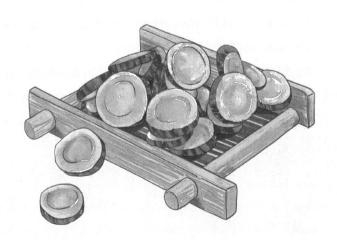

如何早期发现慢性肾脏病？

慢性肾脏病早发现

大多数慢性肾脏病患者早期可能没有明显症状，或者症状很轻微，早期发现肾脏病，有利于疾病及早得到诊断与治疗。

1. 关注早期信号

（1）疲劳、乏力，眼睑、颜面及下肢水肿。

（2）尿中泡沫增多、尿色异常，排尿疼痛或困难，夜间排尿次数增多。

（3）不明原因的食欲减退、恶心、呕吐、腰痛。

（4）当没有高血压家族史的年轻人出现血压升高时，应当警惕有无肾脏损害。

2. 定期体检

（1）尿常规：可以方便、快速又经济地检测出患者是否存在血尿、蛋白尿、管型尿等异常情况。

（2）24 小时尿蛋白定量：正常值一般 < 150 毫克。若 24 小时尿蛋白定量增多，则提示可能存在肾脏损伤。

（3）血肌酐：是反应肾功能异常的重要指标。它的升高提示肾功能损害。

（4）肾超声检查：通过超声能够观察到肾脏的大小、肾皮质的厚度、肾内部结构、肾血管的阻力，进而发现肾脏结构的异常。

3. 高危人群的筛查

（1）肾脏是高血压、糖尿病等常见病损害的主要靶器官之一。如果此类疾病长期控制不佳，出现肾损害概率会明显升高。

（2）有肾脏病家族史的人患肾脏病的概率要升高 5 ～ 8 倍。因此，家庭（尤其是直系亲属）中如果有人患有慢性肾脏病，其他成员也应该定期做肾脏方面的检查。

（3）长期使用肾毒性药物（非甾体抗炎药、抗生素等）对肾脏也会有损伤，需定期检查。

慢性肾脏病的发病原因有哪些？

引起慢性肾脏病的原因很多，主要分为以下五大类。

1. 与免疫损伤有关。目前原发性肾小球肾炎是我国慢性肾脏病最常见的病种，也是导致尿毒症的第一病因。原发性肾小球疾病的发病机制至今尚未完全明确，多数原发性肾小球疾病属于免疫介导的炎症疾病。

2. 与药物有关。退烧止痛药、抗生素、造影剂、甘露醇等均可引起肾损害。另外，一些中药比如关木通、马兜铃、斑蝥、蜈蚣、朱砂、砒霜等均有肾毒性。

3. 与遗传有关。约 10% 的慢性肾脏病是由遗传因素引起的，如多囊肾病、遗传性肾炎、薄基底膜慢性肾脏病等。

4. 与不良生活习惯及饮食有关。卫生习惯不良、习惯性憋尿、饮水少都容易引起肾结石、泌尿系统感染等疾病；暴饮暴食会引起肥胖，导致肥胖相关性慢性肾脏病；饮食过咸、大鱼大肉会导致高血压，增加肾脏负担，等等。

5. 与一些非肾脏疾病有关。如高血压、糖尿病、系统性红斑狼疮、高尿酸血症、小血管炎、慢性乙型肝炎等疾病均可导致继发性肾脏病的发生。慢性肾衰竭是长期高血压的严重后果之一，恶性高血压更可导致短期内出现肾衰竭，糖尿病肾病已经成为终末期肾衰竭的主要原因。

综上所述，引起慢性肾脏病的原因有很多，对于慢性肾脏病要早发现、早诊断、早治疗。

药物也可以引起肾损害

肾脏由肾小管、肾小球及肾间质组成，而药物和毒物容易导致肾小管和肾间质损伤，药物导致的急性肾衰竭机制是药物的直接毒性或者过敏反应引起的急性肾小管坏死。引起急性肾衰竭的常见药物如下。

1. 西药部分

（1）抗菌素：包括头孢类、氨基糖苷类、磺胺类、喹诺酮类以及抗结核药利福平等，此类药导致的急性肾小管间质性肾炎已有不少报道。

（2）解热镇痛药：包括双氯芬酸、布洛芬、尼美舒利、罗非昔布、塞来昔布、对乙酰氨基酚、吲哚美辛等。解热镇痛药是应用最广泛的药物，但其副作用也非常多，急性肾衰竭是其常见的副作用之一。

（3）造影剂：造影剂广泛应用于增强 CT、肾盂造影、血管造影等，造影剂导致的急性肾衰竭也经常发生。

（4）化疗药：长春新碱、博来霉素、亚硝基脲环孢素、阿霉素、甲氨蝶呤等化疗药也会引起肾损害。

2. 中药部分

专家研究发现，有 60 余种中药会对肾脏造成损害，有的含有马兜铃酸，有的含有其他有毒物质，如果长期或大量服用此类药物可引起急、慢性肾功能损害，医学上称为"中药性肾病"。

慢性肾脏病的常见检查

慢性肾脏病患者早期没有症状或症状较轻，因此，早期发现就显得非常重要。要想做到早期发现，关键就是要坚持每年定期筛查。肾脏常规检查如下。

1.尿常规：尿常规检查可方便、快速又经济地检测出患者是否存在血尿、蛋白尿、管型尿等异常情况。正常人在尿常规检查中，尿潜血、尿蛋白都应该为阴性。如果出现阳性，则须进一步检查，明确血尿、蛋白尿的原因，以了解是否存在肾损害。

2.24小时尿蛋白定量：指搜集患者24小时的全部尿量，检测其中所含尿蛋白总量，能更精确地对尿中蛋白进行定量。正常值一般是24小时< 150毫克。若24小时尿蛋白定量增多，则提示可能存在肾脏病。

3.尿微量白蛋白：尿微量白蛋白是判断早期肾损害的敏感指标之一。它对于高血压性肾损伤、妊娠高血压综合征导致的肾损伤以及代谢综合征所致的肾损伤均有早期提示作用。

4.血肌酐和尿素氮：血肌酐和尿素氮是反应肾功能的重要指标。尿素氮、肌酐这类代谢性废物水平升高时，提示可能存在肾脏功能受损。检查血液中的肌酐和尿素氮的水平，可指导肾脏病诊断及临床分期。

5.肾超声检查：肾脏彩超可以了解肾脏大小、形态、有无结石、肿瘤、囊肿、肾盂积水、尿路梗阻、先天畸形等，超声检查是慢性肾脏病结构损伤的依据。

慢性肾脏病分期—如何判断肾病的病变阶段

慢性肾脏病的诊断标准：①肾损害的时间超过3个月，伴或不伴肾小球滤过率的下降；②明确肾小球滤过率小于60 mL/(min·1.73 m²)的时间超过3个月。我们将慢性肾脏病按程度轻重来分期，慢性肾脏病分期是指根据肾小球滤过率、内生肌酐清除率及血肌酐水平等肾功能指标的不同进行分期。

1999 年美国肾脏病基金会肾脏病预后质量倡议工作组即提出慢性肾脏病定义及分期标准，如下。

1. 患者有血尿、蛋白尿，或者有肾脏形态、功能的改变，且肾小球滤过率 ≥ 90 mL/（min · 1.73 m²），为慢性肾脏病 1 期。

2. 患者有血尿、蛋白尿，或者有肾脏形态、功能的改变，且肾小球滤过率在 60 ～ 89 mL/（min · 1.73 m²），为慢性肾脏病 2 期。

3. 肾小球滤过率 30 ～ 59 mL/（min · 1.73 m²），为慢性肾脏病 3 期。

4. 肾小球滤过率 15 ～ 29 mL/（min · 1.73 m²），为慢性肾脏病 4 期。

5. 肾小球滤过率 < 15 mL/（min · 1.73 m²），为慢性肾脏病 5 期。

慢性肾脏病 1 期患者需缓解症状，减慢慢性肾脏病进展；慢性肾脏病 2 期患者需评估、减慢慢性肾脏病进展，降低心血管患病风险；慢性肾脏病 3 期患者需评估、治疗并发症；慢性肾脏病 4 期患者需做透析前准备；慢性肾脏病 5 期患者出现尿毒症症状时需及时行替代治疗。

1992 年中华医学会肾脏病学分会提出慢性肾衰竭的分期方法，见表 5。

表 5　中国慢性肾衰竭分期方法

分期	内生肌酐清除率（mL/min）	血肌酐（μmol/L）	（mg/dL）
肾功能代偿期	50 ～ 80	133 ～ 177	1.6 ～ 2.0
肾功能失代偿期	20 ～ 50	186 ～ 442	2.1 ～ 5.0
肾衰竭期	10 ～ 20	451 ～ 698	5.1 ～ 7.9
尿毒症期	< 10	≥ 707	≥ 8.0

中医如何治疗慢性肾脏病？

中医药治疗慢性肾炎的优势有哪些？

现代医学认为慢性肾炎的发病机制为人体免疫功能紊乱，炎性因子分泌增多，导致肾脏结构和功能受损，出现蛋白尿、血尿等临床症状。目前西医治疗慢性肾炎主要采用激素和免疫抑制剂，而激素和免疫抑制剂临床普遍有副作用，如患者自身的肾上腺皮质分泌功能容易受到抑制、库欣综合征、容易导致肝肾功能损伤等，患者长年服用往往不能耐受，而且一旦停药或递减剂量时，病情易出现反跳现象。

近年来，大量文献资料的临床观察和实验研究表明，清热解毒的中药既有激素样免疫抑制效应，又无激素副作用，长期服用无明显肝肾毒副作用，治疗作用更加安全持久。如现代药理研究发现白花蛇舌草、穿山龙、青风藤等具有类似激素的抗炎作用，可抑制肾小球内的细胞增生和免疫炎症反应；雷公藤的作用与激素相似，雷公藤能促进肾小球病变消退，而无后者的副作用，具有较强的抗免疫炎症反应作用，并能改善肾脏血液循环，是值得进一步挖掘的中药。

我们不否认激素及免疫抑制剂的强大抑制免疫治疗作用，特别是其在急性重症肾炎中发挥无可替代的作用，但我们认为采用中西医结合的方式治疗慢性肾炎等免疫性疾病能够达到减毒增效的临床疗效。

得了肾脏病怎么办？

1. 肾脏病种类有哪些？

肾脏病可分为原发性肾脏病和继发性肾脏病，原发性肾脏病包括急性肾小球炎、慢性肾小球肾炎、肾盂肾炎等。继发性肾脏病包括高血压性肾病、糖尿病性肾病、过敏性紫癜性肾炎等。

2. 肾脏病有哪些症状？

肾脏病早期往往无明显症状，随着疾病的进展可表现为乏力、腰酸、食欲差、水肿、高血压、血尿、蛋白尿、贫血、骨痛、皮肤瘙痒、恶心呕吐，甚至出现昏迷等症状。

3. 怎样早期发现肾脏病？

肾脏病早期往往没有明显的症状，又被称为"沉默的杀手"。对于肾脏病重要的是在早发现、早治疗。尿检简便有效，多数的肾脏问题都可通过尿检发现，是一个很好的"安全提示灯"。血清肾功能及肾脏超声也是发现早期肾脏损害的检查手段，最好每年定期检查。

4. 得了肾脏病如何治疗？

得了肾脏病应注意低盐清淡饮食、避免劳累，控制血压、血糖、血脂等在正常范围。还应根据肾脏病病理类型积极应用免疫抑制剂等治疗。尿毒症患者还需要进行血液透析或肾移植等治疗。另外，中医中药治疗慢性肾脏病有独特优势，可有效延缓肾脏疾病的进展、提高临床疗效。

5. 得了肾脏病生活中怎样调理？

得了肾脏病应改变不良饮食生活习惯，避免劳累和感染发生，适当运动。戒烟、戒酒，注意休息。如果水肿较重或血压较高，还要注意控制水和盐的摄入。

慢性肾脏病的中医疗法

近年来，随着慢性肾脏病治疗理念不断创新，中医药治疗手段逐渐多样化，简介如下。

1. 中医专方治疗

慢性肾脏病的治疗应当遵循扶正祛邪、标本兼治的原则（脾肾亏虚为肾脏疾病发病之本，湿浊瘀毒为致病之标)，以"补肾健脾、祛邪通络"为基本治法，重视补益脾肾在肾脏疾病中的治疗作用。本院肾病科以辨证论治为原则选用自拟二黄益肾汤（大黄、黄芪等中药组成）加减治疗本病，取得较好临床疗效。

2. 中成药

我院院内制剂灵芝健肾胶囊有益气健脾、补肾固涩的作用，可用于治疗各种肾小球、肾小管损伤；院内制剂肾宁合剂有补益脾肾、降浊排毒的功效，可用于各种原因引起的慢性肾功能衰竭。百令胶囊有补肺肾、益肾精的功效，可改善慢性肾脏病人的肾小管损害、延缓肾衰竭进展；肾炎康复片有健脾益肾、益气养阴的作用，可改善气阴两虚、脾肾不足、水湿内停所致的慢性肾炎蛋白尿、水肿等症状。

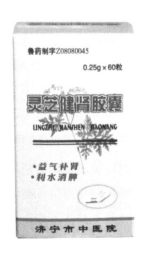

3. 中医特色治疗

中药保留灌肠，是将中药药液自肛门灌入，使药物在结肠或直肠部位被吸收发挥治疗作用。本疗法可辨证选取补益脾肾、降浊排毒、活血化瘀作用的中药水煎灌肠，达到治疗疾病的目的。另外，中药离子导入、耳穴压丸、灸法、穴位贴敷等疗法也可选取应用，在中医辨证施治原则下选取合理穴位施治后，临床效果显著。中医药疗法的应用，能明显改善患者预后，延缓肾衰竭的进展。

"三联同步疗法"如何治疗慢性肾功能衰竭？

慢性肾脏病早期往往没有明显的症状，又被称为"沉默的杀手"，如果得了肾脏疾病也不要过于紧张，经过合理、规范、系统化治疗后，可控制慢性肾脏病的进展，改善生活质量。济宁市中医院在肾病科综合运用"三联同步疗法"等中医特色疗法治疗慢性肾衰竭这一"沉默的杀手"积累了丰富的临床经验。三联同步疗法为中药辨证水煎口服治疗、中药灌肠、中药离子导入三种中医药治疗方法的简称，适用于慢性肾脏病 1～4 期患者。中药辨证口服以"补肾健脾、活血通络"思想为指导，依据中医辨证论治理论组方加减口服。中药口服治疗慢性肾衰竭效果体现于辨证选方的准确性。中药灌肠是应用多年潜心研发的院内制剂肾宁合剂（透析号方）或透析 2 号方保留灌肠，中药保留灌肠法使药物通过肠粘膜吸收，药物吸收快，可避免口服药物的不良气味及胃肠刺激。中药离子导入治疗是在中医经络理论指导下选取离子导入中药方，通过浸渍法提取药物有效成分，经过双肾腧穴离子导入治疗，促进药物透皮吸收，发挥治疗疾病的作用。以上三种疗法同步实施，通过中药内服外用共同达到治疗疾病的目的。

三联同步疗法治疗慢性肾病有独特的优势，具有整体性、动态化、个体化的特点。三联同步疗法经过不断发展完善，临床疗效显著，得到了广泛的推广应用，使众多患者受益。

慢性肾脏病患者的运动与饮食

慢性肾脏病的患者应如何运动？

慢性肾脏病患者若 缺乏合理运动，会降低患者生存质量，导致心肺功能变差。慢性肾脏病患者如进行高强度的运动，也会使肾脏损害加重，然而合理的低强度运动可使慢性肾脏病患者的心肺功能得到显著增加，使心血管的顺应性改善，对肾脏具有一定的保护作用。

慢性肾脏病患者建议采取低强度的体育锻炼，每次维持 30 分钟左右，一周进行 3 ～ 4 次锻炼。慢性肾脏病患者可采取的运动方式主要有以下几方面。

有氧运动训练：有氧运动训练是指人体在氧气充足的条件下进行的身体训练，适合慢性肾脏病患者的有氧训练有慢跑、爬楼梯、游泳等。其他运动如打羽毛球、打篮球、踢足球等，在运动时心跳难以稳定和掌握，不适合肾脏病患者。

抗阻运动训练：抗阻运动训练指克服外在阻力和重力进行有关关节活动的运动训练，如沙袋、哑铃、弹力带等。

慢性肾脏病患者在进行合理运动时，要考虑以下几个要素：运动类型、强度、频率、时间等，并可适当调节运动强度。运动频率在 3 ～ 4 次 / 周。

慢性肾脏病患者疾病活动期，如尿蛋白量大、严重血尿，或水肿明显、血压高时，应暂停锻炼。

慢性肾脏病，饮食调养至关重要

俗话说，慢性病"三分治，七分养"，因此慢性肾脏病患者在基本治疗的基础上，同样要注重饮食调养。

1. 忌食韭菜、辣椒、大蒜等辛燥之品。韭菜、大蒜等属辛辣刺激之品，其性辛温燥烈，过食可助阳生热，损伤脾胃气血，酿生湿热，以致加重肾脏病进展。

2. 忌食螃蟹等腥膻之品。中医讲究禁忌"发物"，不仅指辛辣温热之品，还包含螃蟹等海鲜类致敏食物。慢性肾脏病患者应忌食螃蟹等腥膻之品，以防引起食物不耐受，发生变态反应。

3. 忌食牛肉、羊肉、狗肉等。目前最常见的两种肉即红肉和白肉，"红肉"多指牛肉、羊肉、狗肉和猪肉等；"白肉"一般是指鸡、鸭等禽类肉，以及鱼肉等。过食红肉可增加心脑血管疾病的风险，加重肾脏代谢负担。建议慢性肾脏病患者适量食用白肉。

4. 少吃或不吃水果。中医认为，水果多属寒凉之品，"寒为阴邪，易伤阳气"，过食寒凉可损伤脾胃阳气。建议慢性肾脏病患者少吃或不吃水果。如果想进食水果，可选择西瓜、苹果、梨等，此类水果比较安全。水果所含的营养成分，可以用时令蔬菜替代，如青菜、冬瓜、丝瓜等。

5. 低蛋白饮食。慢性肾脏病患者应采取优质低蛋白饮食，蛋白质摄入应以家禽、瘦肉等优质蛋白为主。在优质低蛋白饮食的同时，应配合食用土豆、红薯、南瓜等高淀粉类食物，这类食物不仅能提供足够的热量，还能减少蛋白质的消耗。

总之，慢性肾脏病患者应注重日常饮食调理，保护肾脏健康。

第八章

拒绝疼痛，关注骨科常见病

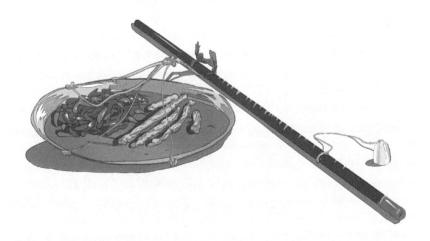

中医治疗骨质疏松

随着老龄化社会的到来，骨质疏松患者的数量不断增加，少数患者因骨质疏松并发骨折，从此失去了站立、行走的基本功能。骨折不仅会增加患者的心理压力，也会增加家庭经济负担和社会负担。

为什么会得骨质疏松？

骨质疏松由多种原因引起，分为原发性、继发性和特发性。

1. 原发性骨质疏松

我们通常所说的骨质疏松指的就是原发性骨质疏松。原发性骨质疏松发病的机制尚不十分清楚，一般认为与以下 5 个方面的因素有关。

（1）内分泌代谢紊乱：与骨质疏松发病有直接关系的激素主要有以下 7 种，甲状旁腺素、降钙素、性激素、甲状腺素、皮质类固醇、生长激素、活性维生素 D。

（2）营养因素：营养素缺乏，钙摄入不够，或者钙吸收不足，如患有慢性胃肠炎、肝肾病等时，钙不能被很好的吸收。

（3）废用因素：骨骼也遵守"用进废退"这个规律。老年缺乏运动锻炼或长期卧床的患者，骨骼失去压力的刺激，成骨细胞活动功能下降，破骨细胞活动相对增强，因而发生骨质疏松。

（4）遗传因素：骨质疏松的发生与种族和遗传因素有着密切的关系。双亲与子女骨密度和骨折有明显的相关性，另外，骨质疏松发病与种族有关，如白种人、黄种人骨质疏松发生率要高于黑种人。

（5）生活习惯：不良的生活习惯，尤其是长期吸烟和过量饮酒，与骨质疏松发生也有密切的关系。

2. 继发性骨质疏松

所谓继发性骨质疏松，是由其他疾病引起的骨质疏松。

（1）肾脏疾病：肾脏受损，肾功能下降，首先会影响维生素 D 的活化，继而会影响肾小管对钙的重吸收，使大量钙从尿中排出，又妨碍磷的排泄，使血中钙和磷的比例失常。

（2）糖尿病：约有一半的糖尿病患者可发生骨质疏松。糖尿病患者持续性高血糖，会影响构成骨组织的胶原的合成和功能。糖尿病患者的胰岛素相对或绝对不足，引起内分泌的紊乱，可导致骨代谢不正常；糖尿病患者尿多，这会加速钙的流失，使血钙降低，由此，机体又必须动员骨中的钙释入，因而造成骨质疏松；另外，糖尿病患者的饮食种类受到限制，也会造成钙等营养素的缺乏。

（3）慢性胃肠炎：胃炎、胃和十二指肠溃疡、肠炎、肠结核等，会影响营养物质的吸收，从而影响骨骼的正常代谢。

（4）慢性肝病：慢性肝炎、肝硬化、原发性肝癌等慢性肝病，会严重影响肝脏的正常生理功能。慢性肝病诱发骨质疏松的主要原因：一方面，肝脏是维生素 D 活化的场所之一，当患慢性肝病时，影响维生素 D 活化，不能发挥维生素 D 的作用；另一方面就是肝脏病变时，脂肪吸收不好，也影响了维生素 D 吸收。

（5）甲状旁腺功能亢进：甲状旁腺功能亢进导致甲状旁腺激素分泌过多，动员骨内钙溶出，引起骨质疏松。

（6）甲状腺功能亢进：甲状腺功能亢进患者由于甲状腺激素分泌增多使骨代谢异常，并发骨质疏松。

3.特发性骨质疏松

主要发生在 8 ～ 14 岁的青少年，多有家族遗传病史，女性多于男性，致病原因不明。

如何知道患了骨质疏松？

1.疼痛、驼背、身高变矮：骨质疏松患者的主要表现有疼痛、驼背、身高变矮。这些症状并不是所有老年人都应有的正常表现，而是骨质疏松后，胸腰椎变形和压缩的结果，是骨质疏松的一种临床表现。

2.腰背酸痛：骨质疏松患者的疼痛，多发生在起坐、弯腰、翻身时，并以早晨起床时最为明显，活动后减轻。如腰痛突然加剧，表示出现了压缩性骨折，应及时到医院就诊。

3.易发生特定部位骨折：骨质疏松骨折最易发生的部位有3处：①腕部。②股骨颈及粗隆间，病情最为严重，号称人生最后一次骨折。③腰椎压缩性骨折，是身体变矮的主要原因。

诊断骨质疏松需做哪些检查？

骨质疏松的诊断方法，主要是骨密度的检测，为了预防骨质疏松，围绝经期和绝经期妇女、老年人、患有易引起骨质疏松疾病的患者以及长期应用皮质激素的患者等，均应定期做骨密度检查。

诊断骨质疏松的影像学检查方法有哪些？

骨密度的影像学检查方法，在临床上常用的有以下几种。

1.X线：X线可间接诊断严重骨质疏松和压缩性骨折。但对轻度骨质疏松不能早期发现，且X线平片只是影像，没有定量功能，不能确定骨质疏松的严重程度。

2.超声骨密度仪检测：超声骨密度仪检测是国内最早和常用

的骨矿定量测定方法，通常检测部位为桡骨和尺骨远 1/3 处、足跟骨，该仪器体积较小、便于携带（操作简单），无放射线，但不能直接检测腰椎和股骨颈等易发生骨折的部位，其精确度也不如双能 X 线骨密度仪。

3. 双能 X 线骨密度仪检测：双能 X 线骨密度仪检测方法是目前国内临床检查推荐的普遍适用的方法。它可以测全身骨密度，特别是腰椎和股骨颈部位，自动定量分析。

4. 定量 CT（QCT）和核磁共振成像（MRI）：QCT 和 MRI 用于骨密度的测定均具有很高的分辨率，有其独特的优点，但检测费用较贵，临床不常用。

骨质疏松的生物化学检查方法有哪些？

临床常用的生物化学检验指标：血钙、碱性磷酸酶、骨钙素、Ⅰ型前胶原 N 端前肽（反映骨形成的情况）；血浆抗酒石酸盐酸性磷酸酶、r- 羧基谷氨酸、尿羟脯氨酸、Ⅰ型胶原交联 C- 末端肽（反映骨吸收的情况）。济宁市中医院可以检查骨代谢三项，精准诊断骨质疏松。

骨质疏松的常用治疗药物有哪些？

临床上一般分为基础钙剂、促进骨形成药物、降低骨破坏药物三种。

1. 双膦酸盐类：阿仑膦酸钠，常用于绝经后骨质疏松患者。

2. 雌激素及其类似物：雌激素疗法是当前防治绝经后骨质疏松的首选药物。雌激素有多种制剂（如易维特），可引起子宫内膜癌，需在医生指导下应用。

3. 降钙素：目前用于临床治疗的降钙素为密钙息（鲑鱼降钙素），有注射剂及鼻喷剂。其止痛效果良好，对于骨质疏松所引起的疼痛效果优于传统的止痛药。

4.特立帕肽：以刺激成骨细胞的活性为主，能促进骨形成也有止痛作用。

5.维生素 D 类：分为普通维生素 D 及活性维生素 D。①未活化的维生素 D——胆骨化醇为维生素 D 原型，需在人体内经小肠吸收后，先后通过肝、肾两次活化而发挥生理功用，促进小肠和骨的钙吸收以及骨的形成等。用于佝偻病、骨软化症和骨质疏松等。②部分活化的维生素 D——阿法骨化醇是维生素 D 用体外活化代替肾脏活化的制剂，化学名称为阿法骨化醇。③完全活化的维生素 D——骨化三醇在体外使维生素 D 得到两次活化（羟化）。适用于绝经后及老年性骨质疏松患者，特别是肝肾功不全者。

6.重度骨质疏松治疗注射剂：唑来膦酸钠，每年注射一次，注射前需要进行必要的常规化验检查，检测肝肾功能，常引起流感样症状，一般自然缓解，建议住院注射。

中医药治疗骨质疏松有哪些优势？

中医药治疗骨质疏松优势明显，通过整体辨证，审因论治，用多种治疗方法达到未病先防、疾病防变的目的。

1.内服：不同证型的骨质疏松可辨证给予中药服用。临床常分为：①肝肾阴虚证，推荐方药：左归饮、六味地黄丸。②脾肾阳虚证，推荐方药：右归饮、强骨胶囊等。③肾虚血瘀证，推荐方药：补肾活血汤、青蛾丸、壮骨止痛胶囊等。④济宁中医院骨伤科开发研制了院内制剂骨康Ⅰ号，效果良好，已成熟应用于骨质疏松及骨折、骨性关节炎的临床治疗。

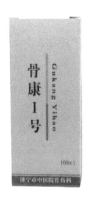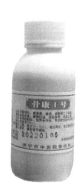

2. 中医外治法：①针灸、针刀疗法；②棍点疗法，棍点理筋正骨手法为我院骨伤科特色疗法之一，其特点为手摸心会、以棍代手，对于骨质疏松患者的胸背疼痛治疗效果可靠；③中药外治法：主要针对腰背部或其他部位疼痛，包括中药热敷、溻渍、熏蒸和穴位贴敷等传统外治法；④外用骨质疏松黑膏药；⑤窄谱红外线治疗仪，通过照射增加维生素 D 的吸收，适用于长期卧床及得不到阳光照射的人群。

3. 中西医结合治疗：临床推荐中（成）药与基础钙剂、活性维生素 D（骨化三醇）、双膦酸盐类药物（阿仑膦酸钠、唑来膦酸、利塞膦酸钠等）、特立帕肽、地舒单抗等联合序贯使用。

4. 练功：太极拳、五禽戏、八段锦等传统功法，具有疏通经络、调理气血、舒展筋骨和强化肌力等作用，长期练习能够增加骨量、提升肌力、增强平衡能力。疗程至少 1 年。

骨质疏松患者如何补钙？

临床上常见无机钙和有机钙两种。钙的生理需要量与年龄、性别、生理状况有关，成年人为 600 ～ 800 毫克；儿童（1 ～ 12 岁）为 800 ～ 1000 毫克；少年（13 ～ 17 岁）为 1000 ～ 1200 毫克；

孕妇和哺乳妇女以 1000 毫克为宜。骨折患者需要更多的钙剂，可达到 2000 毫克，这些钙主要从饮食中获得，必要时可给予药补。

骨质疏松关于补钙的误区有哪些？

不是人人都缺钙，"十人九缺钙"不全对。随着人们生活水平的改善，正常饮食即可提供生理需要量的钙，多数人不需要额外补钙。

1. 老年人多补些钙没有什么坏处？

不一定，如果体内不缺钙，甚至有高血钙，再补钙就会引起其他疾病。血钙过高，特别是对已有高脂血症的老年人来说，可加速动脉粥样硬化的形成；由于高血钙者从尿中排泄钙的机会增多，也易诱发泌尿系统结石等。服用钙剂时建议每月复查一次血钙水平，最好能检查骨代谢指标，以更好地针对性地补钙。

2. 骨质疏松就是缺钙，需要补钙

引起骨质疏松的原因很多，并非都是缺钙，骨质疏松发生的主要原因是骨代谢异常，所以科学治疗骨质疏松，必须完善骨密度的检查、血液生化检查，以利于诊断治疗，不能单纯盲目补钙。

常用钙制剂有哪些？

钙制剂种类繁多，有单独钙制剂，以及维生素 D 混合的复方制剂。临床上常用的有以下几种。

1. 碳酸钙 D_3：长期使用，应定期检测血钙和尿钙，如含量高应停用。用双膦酸盐类药物、氟化物治疗时，要间隔 2 小时。肾功能不全时慎用。

2. 活性钙：水溶性好，吸收速度快，制品中尚含锌、铁、磷、锰等元素，不需要另加维生素 D。但活性钙的离子钙含量较低，长期服用时如果其中所含砷、锰、铬、铅等重金属超标会引起蓄积性中毒；碱性偏大，对胃肠道有刺激作用，会改变胃内酸性环境，妨碍食物的消化吸收。

3. 有机钙：常用的有葡萄糖酸钙、枸橼酸钙、乳酸钙等。其离子钙含量均较低，但水溶性好，吸收好，适用于慢性缺钙患者，可以长期使用。

骨质疏松的预防方法有哪些？

骨质疏松关键在于预防，应未病先防。

1. 预防骨质疏松要从儿童抓起：儿童在生长发育期间对钙等物质的吸收和储存功能最强，在此阶段给予合理的营养并进行适量的运动，可使骨骼健壮，避免年轻时骨钙储备不足，到老年钙又吸收不好，造成骨质疏松。

2. 戒烟限酒：吸烟、酗酒、喝碳酸饮料、吸毒等不良生活习惯会引起骨质疏松，应加强宣传。

3. 要合理搭配含钙饮食：适度食用动物蛋白、脂肪，如瘦肉，多吃豆类及其制品；牛奶及乳制品含钙量较高，又易吸收，应终生不断奶；海产品中的虾类，尤其是虾皮，含钙量高，可经常食用；还应多食用蔬菜及果类等，以增加钙和各种维生素。

4. 选择适合自己的运动方式：可选择散步、慢跑、打太极拳、跳舞等。适量运动可防止骨质疏松。

5. 多晒太阳：皮肤内有一种胆固醇，经太阳光中的紫外线照射，可转变为维生素 D，其合成量比从食物中摄入的还要多。"向太阳要维生素 D"是一种简单、方便和廉价的方法。

6. 不滥用激素：为了治疗其他疾病使用激素时，要遵照医嘱，不可长期应用，并应定期检查骨密度，预防骨质疏松和股骨头坏死。

神经根型颈椎病需要注意什么？

颈椎病有哪些表现？

中医称为"项痹"。急性期常表现为颈肩部疼痛剧烈，颈椎活动受限，稍有活动即可使颈肩臂部疼痛加重，疼痛剧烈时难以坐卧，被动以健肢拖住患肢，影响睡眠。治疗缓解后常表现为颈僵，颈肩背部酸沉，颈椎活动受限，患肢串麻疼痛，可以忍受，受凉或劳累后症状加重。

颈椎病的具体诊断标准

1.有慢性的劳损、外伤史，或有颈椎先天性畸形、退性行病变。

2.多发于 40 岁以上中年人、长期低头工作者，往往呈慢性发病。

3.颈、肩背疼痛，颈部板硬，上肢麻木。

4.活动功能受限，病变颈椎棘突、肩胛骨内上角常有压痛，可摸到条索状硬结，可有上肢肌力减弱和肌肉萎缩，臂丛牵拉试验阳性。

5.X 线正位摄片显示钩椎关节增生，张口位可有齿状突偏歪，侧位摄片显示颈椎曲度变直，椎间隙变窄，有骨质增生或韧带钙化。CT 及 MRI 检查对定性、定位诊断有意义。

中医通常把颈椎病分为哪些类型？分别如何治疗？

颈椎病属于中医"项痹病"，常见于经常伏案工作者及劳损过度者。患者颈部出现疼痛和麻木症状，随着病情的加重，还会导致颈部僵直，甚至引起眩晕和耳鸣。中医把项痹分为以下几个证型来进行诊治。

1.风寒痹阻：颈、肩、上肢窜痛麻木，以痛为主，颈部僵硬，活动不利，恶寒畏风。舌淡红，苔薄白，脉弦紧。

治法：祛风散寒，祛湿通络。

方药：羌活胜湿汤加减。羌活、独活、藁本、防风、川芎等。

2.气滞血瘀：颈部刺痛，痛处固定，伴肢体麻木。舌暗，苔薄白，脉弦。

治法：行气活血，通络止痛。

方药：桃红四物汤加减。熟地黄、当归、白芍、川芎、桃仁、红花等。

3.痰湿阻络：头晕目眩，头重如裹，四肢麻木。舌暗红，苔厚腻，脉弦滑。

治法：祛湿化痰，通络止痛。

方药：半夏白术天麻汤加减。白术、天麻、茯苓、橘红、白术等。

4.肝肾不足：眩晕头痛，耳鸣耳聋，头重脚轻，失眠多梦，肢体麻木。舌红脉弦。

治法：补益肝肾，通络止痛。

方药：肾气丸加减。熟地黄、山药、山萸萸、牡丹皮、茯苓、泽泻、桂枝、附子等。

5.气血亏虚：头晕目眩，面色苍白，心悸气短，四肢麻木，倦怠乏力。舌淡苔少，脉细弱。

治法：益气温经，和血通痹。

方药：黄芪桂枝五物汤加减。黄芪、芍药、桂枝、生姜、大枣等。

治疗颈椎病有哪些口服药物？

治疗颈椎病的口服药物有以下几种。消炎止痛、营养神经：

双氯芬酸钠肠溶片、维生素 E 软胶囊、甲钴胺片；济宁市中医院
院内制剂：鹿灵骨刺丸、愈伤胶囊。

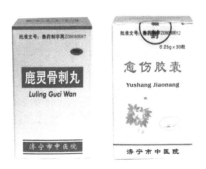

治疗颈椎病除了口服药物还有哪些特色疗法？

1. 针刀治疗：针刀是一种介于手术和非手术之间的闭合性松
解方法，有针灸的刺激作用和手术刀的切割作用，是中医和西医
相结合所形成的器械，所以它能起到疏通经络、行气活血、止痛
的作用，也能起到切割松解粘连的作用。因此，针刀治疗各型颈
椎病疗效显著。

2. 肌力训练：通过颈背部的肌肉锻炼，增强颈背部肌肉力量
以保持颈椎的稳定性。包括重点针对颈深屈肌肌群的等长训练和
针对肩与上肢肌群的动态训练。

3. 推拿手法治疗：理筋整复手法综合治疗颈椎病，克服了药
物副作用较大、患者依从性差的弊端，能及早解除患者痛苦，为
患者节省时间和金钱，为社会节省医疗资源。分为以下两种：
①松解类手法：基本手法、通调督脉法、间歇拔伸法、牵引揉捻
法、拔伸推按法。②整复类手法：旋提手法、定位旋转扳法、旋
转法以及其他颈椎微调手法。

4. 物理治疗：局部直流电治疗，可以促进血液循环，加强组

织再生。临床用于消炎止痛，促进溃疡愈合，松弛粘连，促进骨再生和修复，改善局部血液循环，改善局部营养代谢和调节神经系统功能，可以用来治疗各种疾病。

颈椎病患者平时有哪些注意事项？

1. 枕头与睡眠姿势：侧卧时枕头应与肩同高，保持头与颈在同一个水平。

2. 工作姿势：坐位工作时应尽量避免驼背、低头。

肩关节周围炎如何治疗？

什么是肩关节周围炎？

很多朋友都有肩膀疼痛的感觉，但并不是所有肩痛都是"肩周炎"。肩周炎中医又叫作"肩凝症""五十肩"，初期主要表现为肩关节周围疼痛，夜间加重，而肩关节功能活动可以正常或轻度受限。随后肩痛会有所减轻，但酸重不适，肩关节功能活动受限严重，各方向的活动范围明显缩小，甚至影响日常生活，即发生了"粘连"。

肩关节周围炎具体的诊断标准

1. 患者50岁左右发病，女性发病率高于男性，右肩发病多于左肩，多见于体力劳动者，多为慢性发病。

2. 肩周疼痛，以夜间为甚，常因天气变化及劳累而诱发，肩关节活动功能障碍。

3. 肩部肌肉萎缩，肩前、后、外侧均有压痛，出现典型的"扛肩"现象。

4. X线检查多为阴性，病程久者可见骨质疏松。

中医通常把肩关节周围炎分为哪些类型？分别如何治疗？

1. 风寒湿痹：肩部窜痛，遇风寒痛增，得温痛缓，畏风恶寒，或肩部有沉重感。舌淡，舌苔薄白或腻，脉弦滑或弦紧。

治法：祛风散寒，利湿通络。

方药：蠲痹汤加减，羌活、独活、秦艽、当归、川芎、桂枝、木香、乳香、茯苓、防风。

2. 气滞血瘀：肩部肿胀，疼痛拒按，以夜间为甚。舌暗或有瘀斑，舌苔白或薄黄，脉弦或细涩。

治法：活血祛瘀，舒筋通络。

方药：舒筋活血汤加减，当归、川芎、熟地黄、川牛膝、威灵仙、苍术、陈皮、白芍、木防己、防风、羌活。

3. 气血亏虚：肩部酸痛，劳累后疼痛加重，伴头晕目眩，气短懒言，心悸失眠，四肢乏力。舌淡，少苔或舌苔白，脉细弱或沉。

治法：补气养血，通络止痛。

方药：黄芪桂枝五物汤加减，黄芪、桂枝、当归、川芎、白芍、白术、细辛、秦艽。

治疗肩关节周围炎有哪些口服药物？

消炎止痛：双氯芬酸钠肠溶片、维生素 E 软胶囊。济宁市中医院院内制剂：鹿灵骨刺丸、愈伤胶囊。

肩关节周围炎除了口服药物还有哪些特色疗法？

1. 针刀治疗：肩关节周围炎本身是肩关节周围各种软组织发生粘连，从而影响到肩关节活动范围，当活动到一定程度时，可能产生疼痛，没有办法继续活动。针刀治疗可对粘连的韧带、肌肉组织、筋膜进行切割，从而起到松解作用，恢复患者肩部的活动范围，从而改善患者疼痛症状。针刀治疗肩周炎，疗程短，创伤小，一般取 3 ～ 4 个点粘连部位进行松解，可起到治疗效果。

2. 肌力训练：包括肩胛稳定肌肌力训练、肩外旋肌肌力训练、其他力弱肌肌力训练。方法从等长收缩训练开始，逐渐进展至等张抗阻训练，有条件时可进行等速运动训练。训练应因人而异，高龄老人和老年妇女，常因并存骨质疏松，在较大强度训练下加重病情，尤应注意。

3. 推拿治疗：推拿治疗可以起到舒筋解痉、滑利关节、解除粘连等作用，常用手法有滚法、揉法、拿法、摇法等手法。具体如下：

（1）滚拿法：以掌背滚法施术于患者肩部，操作范围可根据疼痛带适当扩大，拿、揉肩部肌肉丰厚处 3 ～ 5 分钟。

（2）点按法：以拇指点、按患者肩髃、肩井、肩贞、天宗、合谷等穴。

（3）摇法：操作者立于患者后外方，一手拿住伤肩，另一手握住腕关节上方，做肩关节摇法。

（4）上举外展提拉法：患者仰卧位充分放松，医生站于患侧，左手按住患肩上端，右手托扶患肢肘关节，当患者尽量外展上举患肢到最大限度时，医生右手迅速向上提拉患者肘关节，可听到患肩关节有"喀"的弹响声。

4. 物理治疗：局部直流电疗法可以促进血液循环，加强组织再生。临床用于消炎止痛，促进溃疡愈合，松弛粘连，促进骨再生和修复，改善局部血液循环，改善局部营养代谢和调节神经系统功能，可以用来治疗各种疾病。

肩关节周围炎的患者平时有哪些需要注意的？

1. 注意休息，适当进行一些活动，以保持关节的活动功能。

2. 注意肩关节保暖。

3. 进行必要的锻炼。

中医如何治疗膝关节骨性关节炎？

膝关节痛是怎么回事？

膝关节是全身最大的关节之一，由股骨、胫骨和髌骨构成，周围附着侧副韧带、髌韧带、交叉韧带等，是人体的承重关节，也是最易损伤的关节之一。膝关节是全身发病率最高的关节，膝关节的疼痛不仅涉及关节内的各种病损，也常因各种关节外因素有关。主要常见于骨性关节炎、滑膜炎、髌骨软化、半月板损伤等疾病。

什么是膝关节骨性关节炎？

膝关节骨性关节炎是一种以膝关节软骨的变性、破坏及骨质增生为特征的慢性关节病，又称增生性膝关节炎、老年性膝关节炎。病理特点为同灶性关节软骨的退行性变、软骨下骨质变密（硬化）、边缘性骨软骨骨赘形成和关节畸形。

为什么我会得膝关节骨性关节炎？

1. 年龄：随着年龄增加，膝关节附近韧带发生松弛，关节不稳，肌力减弱，导致活动时关节两端骨面直接接触而引起疼痛。骨骼承受的压力长期增大，受力不均，引发膝关节骨性关节炎。

2. 肥胖：肥胖与膝关节骨性关节炎的发生密切相关，肥胖增加了承重关节的负荷，研究表明减少 5 公斤体重，关节疼痛可以减轻 20%，降低体重加适合的运动和药物治疗同等重要，甚至更优。

3. 炎症：炎症如类风湿性关节炎，可使关节软骨遭到损害，导致骨关节退行性变。

4. 免疫因素：关节软骨因为不同原因受到损伤，引起自体软骨成分的自身免疫反应，促进软骨细胞的破坏。

5.细胞因子学说：细胞因子在膝关节骨性关节炎的发生发展过程中起着调控作用。膝关节骨性关节炎患者关节液中一些细胞因子的水平明显升高，可诱导软骨细胞产生过氧化反应，促进软骨的吸收，从而导致软骨破坏。

6.自由基学说：自由基可抑制软骨基质蛋白多糖的合成，使胶原纤维受损，不能有效地保护软骨细胞，造成软骨受损。

7.基因因素：基因的结构异常如家族遗传，可导致关节软骨发育不良。临床上则表现为关节软骨过早退变破坏，继而发生骨质增生等原发性膝关节骨性关节炎。

8.内分泌因素：软骨中蛋白多糖减少，其含量下降与病变程度成正比，比如绝经后的妇女，雌激素缺乏，易患此病。

膝关节骨性关节炎的临床表现都有哪些？

1.发病缓慢，多见于中老年肥胖女性，往往有劳累史。

2.膝关节活动时疼痛加重，其特点是初起疼痛为阵发性，后为持续性，劳累及夜间更甚，上下楼梯时疼痛明显。

3.膝关节活动受限，甚则跛行。极少数患者可出现交锁现象或膝关节积液。

4.膝关节活动时可有弹响、摩擦音，随着病情发展，许多患者出现肌肉、肌腱、韧带的粘连，肌肉运动不协调，肌肉萎缩、关节囊纤维化，或有较大的外凸性骨赘形成，导致关节运动障碍。

5.膝关节痛是本病患者就医常见的主诉。其早期症状为上下楼梯时的疼痛，尤其是下楼时为甚，单侧或双侧交替出现。部分患者可出现晨僵，一般30分钟内缓解。最严重者，会逐渐出现膝关节内、外翻畸形，常见"O"型腿。

膝关节骨性关节炎的诊断标准是什么？

关于膝关节骨性关节炎的诊断涉及临床表现及放射学诊断内容。①前1个月大多数时间有膝痛。②X线检查显示有骨赘形成。③滑液检查符合骨关节炎。④年龄≥38岁。⑤晨僵<30分钟。⑥关节活动时有骨响声。

满足①+②项或①+③+⑤+⑥项，或①+④+⑤+⑥项就可确诊。必要时可配合其他检查，判断是否伴有半月板、韧带等部位损伤。

膝关节骨性关节炎需要做什么检查？

1. 影像学检查：①X线：特征性表现包括边缘骨赘、局限性关节间隙狭窄、软骨下硬化和囊样变。②核磁共振（MRI）：有助于发现早期的病变如软骨缺损和骨髓损伤，评估关节韧带、半月板及关节腔积液的病变情况。

2. 实验室检查：①血沉和C-反应蛋白——观察炎症表现。②类风湿因子和环瓜氨酸肽抗体——鉴别类风湿性关节炎。

膝关节骨性关节炎如何分期？

根据kellgren和Lawrence放射学诊断标准，分为五级。

0级：正常。

I级：关节间隙可疑变窄，可能有骨赘。

II级：有明显骨赘，关节间隙可疑变窄。

III级：中等量骨赘，关节间隙变窄较明确，有硬化性改变。

IV级：大量骨赘，关节间隙明显变窄，严重硬化性病变及明显畸形。

膝关节骨性关节炎的治疗目标

正规、正确的中医保守治疗方法可以起到缓解疼痛、减轻炎症、延缓疾病进展的作用，通过治疗可以使 90% 的膝节关骨性关节炎得到良好控制。只有 10% 的患者需要通过置换膝关节或其他手术来改善功能及矫正畸形。

针灸能治疗膝关节骨性关节炎吗？

中医将本病称为"骨痹""膝痹"，认为"肾为先天之本而主骨"，骨的病变属于肾。故骨关节炎可因年老体衰、素体虚弱、肝肾亏虚、气血凝滞、复感风寒湿热之邪而经络气血阻滞，迁延日久加重形成。针灸治疗骨性关节炎并不能使增生的骨质消除，基本目的是缓解疼痛，改善功能，延缓疾病的进程及保护关节。膝关节骨性关节炎根据临床症状分为进展期和缓解期。针灸疗效与膝关节骨性关节炎患者病程密切相关，疾病中晚期针灸效果较差。针灸可以缓解慢性疼痛，有实验研究表明，规范的针灸方案可以延缓慢性疼痛持续 12 个月之久。

在治疗时，患者也需要配合尽量减少关节负重，病情平稳期适当进行肌肉锻炼。

膝关节骨性关节炎的针刀治疗

很多临床主诉为膝关节疼痛的患者，可为膝关节骨性关节炎与周围慢性软组织损伤并发，也可互为因果。软组织损伤后再修复过程所产生的瘢痕、挛缩等病变可造成膝关节的动力装置平衡失调，改变其力线结构，造成内外翻或者屈曲畸形，进一步增加膝关节内的应力负担，加重骨关节炎进程。

膝关节周围软组织大多位置表浅，小针刀治疗能够发挥极大优势，直接作用于病变部位。小针刀取中西医医学之长，将中医针灸的"针"和西医外科的"刀"相结合：借助中医针灸经络学说，利用"针"的作用，疏经通络、活血行气，从而达到"通而不痛"；发挥西医外科手术"刀"的作用，针对局部粘连、瘢痕等病灶进行切割、剥离、松解，以解除粘连对感觉神经末梢的牵连及压迫。小针刀直接的临床效果是膝部疼痛缓解或消失，间接作用是恢复膝关节的力线结构，纠正内外翻和屈曲畸形，缓解膝关节骨性关节炎病变。此外，针刀治疗还能刺激局部的血液循环，使血液和淋巴循环加速，促进炎性物质的吸收，从而恢复病变局部的生化和物理平衡。小针刀治疗膝关节骨性关节炎是从关节内和关节外两方面入手。关节外手段是指针刀直接松解病变的肌腱、韧带等瘢痕化的软组织；关节内治疗以关节腔穿刺（抽取炎性积液或注射玻璃酸钠）改善关节内部环境为主。

膝关节骨性关节炎的推拿治疗

膝关节骨性关节炎推拿是适用于膝关节骨性病变的行之有效、简便廉验的治疗方法，医生通过规范的推拿手法，能够促进患者的膝部血液循环，改善神经传递，从而有效地缓解患者的疼痛症状，改善患者的膝关节功能，促进患者的恢复。患者对推拿治疗依从性极佳，长期治疗对身体无害。

膝关节骨性关节炎的其他治疗方式

1. 直流电疗法可以促进血液循环，加强组织再生。临床治疗用于消炎止痛，促进溃疡愈合，松弛粘连，促进骨再生和修复，改善局部血液循环，改善局部营养代谢，以及调节神经系统功能，可以用来治疗各种疾病。

2. 口服药物，第一类包括非甾体类和曲马多类，常用的非甾体类药物包括塞来昔布胶囊和双氯芬酸二乙胺乳胶剂；第二类药物是缓解病情进展的药物，包括治疗骨质疏松的药物和促进钙吸收的药物，治疗骨质疏松的药物包括仙灵骨葆、唑来膦酸注射液和钙剂，促进钙吸收的药物包括维生素 D。

膝关节骨性关节炎患者日常保养与防复发指南

膝关节骨性关节炎是中老年人最常见的一种关节疾病，也是引起老年人下肢残疾的主要原因，严重影响着老年人的日常活动和生活质量。因此，积极预防骨关节病的发生、延缓骨关节病的进展应成为老年人的日常必修课。

1. 注意走路时的身体姿势，不要扭着腰干活、撇着腿走路，避免长时间下蹲。日常下蹲动作（如洗衣服、择菜、擦地）最好改坐小板凳。避免长时间保持一种姿势，注意经常变换姿势。

2. 尽量避免穿高跟鞋走远路，高跟鞋会改变下肢的力线。老年人日常活动时应首选厚而有弹性的软底鞋，以减少膝关节所受的冲击力，避免膝关节软骨发生撞击、磨损。

3. 膝关节骨性关节炎的患者，在日常生活中应尽量注意少上下楼梯、少登山、少久站、少抱小孩、少提重物，避免膝关节的负荷过大而加重病情。

4. 膝关节骨性关节炎的早、中期患者，既要避免膝关节过度疲劳，又要进行适当的功能锻炼，以增加膝关节的稳定性。锻炼腿部的肌肉，不仅能缓解关节疼痛，还能防止病情进展。不要认为只休息不活动便能保护好患病的膝关节。游泳和散步是最好的运动，既不增加膝关节的负重，又能让膝关节四周的肌肉和韧带得到锻炼；仰卧抬腿、空蹬自行车，也是很好的运动。

5. 膝关节软组织不够丰厚，冬天温度下降时，膝关节遇冷血管收缩，血液循环变差，往往使关节僵硬、疼痛加重，故在天气寒冷时应注意保暖，必要时可戴上护膝，以防止膝关节受凉，日常可在内外膝眼、足三里处艾灸保养。

6.保持合适的体重，防止身体肥胖加重下肢关节的负担，一旦体重超标，要积极减肥，注意调节饮食，控制体重。

7.饮食方面，应多吃含蛋白质、钙质、胶原蛋白的食物，如奶及奶制品、豆及豆制品、鱼虾、海带、黑木耳、鸡爪、猪蹄、羊腿、蹄筋等，这些既能补充蛋白质、钙质，防止骨质疏松，又能营养软骨，还能补充雌激素，使骨骼、关节更好地进行钙质的代谢，减轻关节炎的症状。

腰椎间盘突出症怎么回事？

什么是腰椎间盘突出症？

"腰椎间盘突出症"又称"腰椎间盘纤维环破裂髓核突出症"，是指腰椎间盘发生退行性变后，因外力作用，使纤维环部分或完全破裂，髓核向外膨出或突出，刺激或压迫脊神经根或马尾神经，而引起的一组以腰腿痛为主的综合征。

腰椎间盘突出有什么症状？

1.反复发作的腰腿痛：以腰部钝痛多见，继而出现一侧下肢放射痛，沿坐骨神经放射到下肢后侧、外侧，足外侧及足跟部等部位。

2.下肢麻木：多局限于小腿、足背外侧以及足底。少部分患者会出现下肢皮肤温度降低，小腿、足或整个下肢发凉、怕冷，双下肢的温度觉不同。

3.马尾综合征：严重的中央型腰椎间盘突出症患者，可出现会阴部疼痛、麻木、大小便功能和性功能障碍等马尾神经受损的表现。

4.肌肉萎缩：病程长者会出现肌肉萎缩，表现为下肢肌肉量减少、肌力减弱。

腰椎间盘突出需要做什么辅助检查？

1. 腰椎 DR：椎间隙变窄、脊柱侧弯、腰生理前凸变平直、腰椎滑脱、骨赘形成等。

2. 腰椎 CT：椎管内出现髓核、纤维环破损块等突出物，椎管和硬膜囊之间脂肪层消失，神经根被推压移位，硬膜囊受压变形。

3. 腰椎 MRI：除了可以观察到上述表现外，还可以更早地观察到椎间盘内水分丢失所带来的信号改变，且三维成像能更直观地了解椎间盘退行性病变。

为什么会得腰椎间盘突出？

腰椎间盘突出多为慢性发病，亦有急性发作，究其发病原因，有内因也有外因，内因主要是腰椎间盘退行性改变、脊柱畸形等，外因则主要是腰部急性扭伤、腰部负荷过重、感受风寒湿邪等。秋冬季节为其高发季节，青壮年多见。

腰椎间盘突出有哪几种？

1. 单侧型：临床最常见，突出和神经根的受压仅限于一侧。

2. 双侧型：突出发生在同一间隙的两侧，患者两下肢症状交替出现，或两侧肢体均有症状，但无马尾神经受压症状。

3. 中央型：突出位于中央，直接压迫马尾神经，患者出现大小便功能障碍及鞍区麻木。

腰椎间盘突出了怎么办？

1. 卧床休息

早期强调绝对卧床，疼痛减轻后佩戴腰围方可短时间下床活动。一般要求腰椎间突出急性期的患者严格卧床 3 周。

2. 肌力训练

可明显增强患者腰腹部肌肉的肌力，改善腰部肌群的协调性，从而增加腰椎的稳定性，有利于维持各种治疗的疗效。

3. 推拿治疗

治疗原则为解痉止痛、舒筋活血、行气止痛、理筋整复。

（1）松解手法，包括点法、压法、摇法、滚法、推法、掌揉法、拍法、弹拨法等放松肌肉类手法，适用于急性期或者整复手法之前的准备手法。松解类手法要求均匀、持久、有力、柔和、深透，要做到"柔中有刚、刚中有柔"。

（2）调整类手法，包括腰椎侧扳法、腰椎斜扳法、腰椎旋转扳法等，以恢复脊柱平衡，改善腰曲，适用于缓解期及恢复期。可根据患者具体情况及耐受性，以及医生的治疗体会单项或者多项组合各类整复手法。

4. 针灸治疗

取穴：肾俞、大肠俞、环跳、承扶、委中、阳陵泉、昆仑、阿是穴等。

毫针刺法：每天一次，留针20分钟，10天1疗程。

辨证取穴：气滞血瘀证加三阴交、血海，寒湿痹阻证加腰阳关、承山，湿热壅滞加阴陵泉、太白，肝肾亏虚证加太冲、太溪。

5. 针刀疗法

针刀是一种介于手术和非手术之间的闭合性松解方法，它有针灸的刺激作用和手术刀的切割作用，所以常说它是中医和西医相结合所形成的器械。因为针刀的两重性，所以它能起到疏通经络、止痛的作用，也能起到切割松解作用。

6. 设备治疗

激光治疗、蜡疗、微波治疗、中频治疗、超短波治疗、电针治疗、特定电磁波谱神灯治疗等中医治疗设备。

7. 中医辨证论治

（1）气滞血瘀型：腰痛如刺，痛有定处，日轻夜重，腰部板硬，俯仰旋转受限，痛处拒按。舌质暗紫，或有瘀斑，脉弦紧或涩。

治法：活血化瘀，理气止痛。

药方：身痛逐瘀汤加味。

（2）寒湿痹阻型：腰腿冷痛重着，转侧不利，静卧痛不减，受寒及阴雨加重，肢体发凉。舌质淡，苔白或腻，脉沉紧或濡缓。

治法：散寒除湿，温经通络。

药方：独活寄生汤加减。

（3）湿热壅滞型：腰部疼痛，腿软无力，痛处伴有热感，遇热或雨天痛增，活动后痛减，恶热口渴，小便短赤。苔黄腻，脉濡数或弦数。

治法：清热利湿，舒筋通络。

药方：大秦艽汤组方。

（4）肝肾亏虚型：腰酸痛，腿膝乏力，劳累更甚，卧则减轻。偏阳虚者面色㿠白，手足不温，少气懒言，腰腿发凉，或有阳痿、早泄，妇女带下清稀，舌质淡，脉沉细。偏阴虚者，咽干口渴，面色潮红，倦怠乏力，心烦失眠，多梦或有遗精，妇女带下色黄味臭，舌红少苔，脉弦细数。

治法：温补肾阳，强壮腰膝。

药方：右归丸为主方。偏阴虚者，虎潜丸主方。

8. 拔罐治疗

取穴：阿是穴或局部腧穴。

操作选用玻璃罐，根据部位大小选择合适的火罐。留罐 10 ～ 15 分钟。若瘀滞严重可刺络拔罐，使少量出血，留罐 10 ～ 15 分钟。

9. 腰椎牵引法

牵引疗法可以改变椎间盘组织与受压神经根的相对位置，有效地减少压迫，适用于腰椎疾病早期。（患有严重骨质疏松、肿瘤、结核、骨折等疾病的患者禁用。）

10. 封闭疗法

腰椎神经根封闭、臭氧神经根封闭及骶管滴注治疗。

11. 药物治疗

非甾体消炎止痛药，消除无菌性炎症，缓解疼痛。急性期予以小剂量激素（地塞米松 5 ~ 10 毫克，每日 1 次，3 天），七叶皂苷钠注射液脱水、抗渗出。口服甲钴胺片（每次 1 片，每日 3 次）营养神经。济宁市中医院院内制剂：愈伤胶囊（每次 4 粒，每日 3 次），鹿灵骨刺丸（每次 9 克，每日 2 次）。

12. 手术治疗

手术治疗分为常规手术和微创手术，其中椎间盘微创消融术是目前国际上较先进的治疗椎间盘突出症的微创治疗方法。在 C 型臂 X 光机下定位准确后，对突出的髓核进行射频消融治疗。术后卧床休息，选择性使用脱水、止痛、消除神经根炎症药物等对症治疗。康复期间佩带腰围，以防腰部受伤。该手术能直接消除压迫神经的髓核组织，"不开刀、痛苦小、见效快、无危险及后遗症"是该疗法的显著特点。患者治疗后症状迅速缓解和消失，一般 7 ~ 10 天即可出院。（以下人群不适宜微创手术治疗：①体质较弱者，或者孕妇等；②患有严重心脏病、高血压、肝肾疾病等患者；③其他超出微创手术范围的疾病。）

第九章

远离内伤外邪，
细说中风

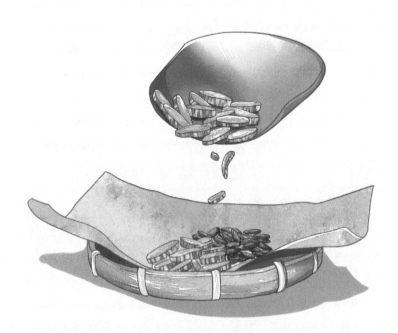

什么是中风？

中风的诊断

在中医学上，中风分外风和内风，外风由感受外邪所致，在《伤寒论》中有记载，内风属内伤病症，又称为卒中、脑卒中。中风是由于正气亏虚，饮食、情志、劳倦内伤等引起气血逆乱，风、火、痰、瘀多因素导致脑脉痹阻或血溢脑脉，以突然昏仆、口舌歪斜、言謇不语、半身不遂、偏身麻木为主要临床表现的病证。根据有无意识障碍，又可分为中经络、中脏腑，在现代医学中，主要是指脑梗死、脑出血。本病多见于中老年人，目前青年患者中风的患病率也逐渐增加。本病全年均可发病，以冬春两季常见，在冷暖交替的月份发病率显著上升。

在现代医学中，中风指脑血管病，分为缺血性脑血管病和出血性脑血管病，下面我们先介绍一下缺血性脑血管病（脑梗死）的诊断要点。

1. 起病突然，常伴有危险因素如高血脂、高血压、糖尿病、冠心病、心房颤动、肥胖、抽烟、饮酒等，发病前常有头晕、视物模糊、站立行走不稳、肢体麻木、乏力等先兆。

2. 发病年龄多在 40 岁以上，男女均可发病。

3. 表现为半身不遂、口舌歪斜、言语不利、偏盲、偏身感觉障碍，重者出现神志恍惚甚至昏迷等为主要临床表现，符合某个或某些血管闭塞后供血区神经功能受损导致的临床症状。

4. 颅脑 CT 或颅脑磁共振提示有脑梗死病灶。

5. 除外面神经炎、脑炎、癫痫、脑部占位等卒中样表现的疾病。

不可忽视的中风危险因素

中风的危险因素大体可分为可干预以及不可干预的危险因素两大类。不可干预的因素包括年龄、性别、种族，我们重点说一下可干预的因素。

1. 血压：高血压是中风的首要危险因素。患者高血压如果长期没有得到有效控制就会出现动脉粥样硬化，进而出现血管狭窄，大脑血供不足时就会发生脑梗死。血压过高还可能出现脑出血，当然血压也不能过低，如果血压过低则会出现脑灌注不足，导致分水岭梗死。

2. 高血脂：如果血脂过高，容易造成动脉粥样硬化，也容易造成缺血性脑中风的发生。

3. 糖尿病：糖尿病可引起人体脂肪代谢紊乱，胆固醇合成增多，血中胆固醇大量增加，会促使动脉硬化形成；血糖过高也可损伤血管引起动脉粥样硬化；另外血糖过高可使血液黏稠度增高，引起脑供血不足，严重的可发生中风。

4. 吸烟饮酒：烟草中含有大量的尼古丁，可引起中枢神经和交感神经兴奋，刺激肾上腺释放儿茶酚胺，使血压升高、心率加快，进一步出现脑血管损伤。长期大量饮酒会造成机体营养代谢紊乱，导致中枢神经系统的严重损害，表现为反应迟钝、精神异常、共济失调等。

5. 高同型半胱氨酸：血同型半胱氨酸是动脉粥样硬化的主要危险因素，同型半胱氨酸升高可以损害血管内皮细胞，促使动脉粥样硬化，是中风的独立危险因素。

为什么患者会出现反应迟钝甚至记忆力下降？

很多中风之后的患者会出现反应迟钝、记忆力下降，这可能是发生了血管性痴呆。血管性痴呆可以导致患者的多个认知阈受损。在发病早期，患者主要表现为记忆力、计算力、定向力下降，比较容易忘事，整体反应能力下降，但是没有达到血管性痴呆的标准，此时称为非痴呆型血管性认知功能障碍。此时患者独立生活能力是正常的，但是为了维持独立生活能力需要付出更多的努力。这一时期是干预的黄金时期，如果没有早期识别和治疗，患者的病情可能会逐渐加重，而最终发展为血管性痴呆，而一旦到达血管性痴呆阶段，病情几乎不可逆转，治疗极其困难。

中风之后认知功能受损的发生机制可能涉及以下几个方面。

1. 中风的直接损伤。如果患者的额叶或者海马发生了急性脑梗死或者急性脑出血，此时可严重损害患者的认知功能。而反复多次不同部位的脑梗死，可显著加重认知功能的破坏。

2. 炎性反应。炎性反应贯穿了血管性痴呆的发生和发展，多种炎性因子的改变也加速了大脑神经元的凋亡，最终损伤患者的认知功能，从而导致记忆力受损。

3. 胆碱能通路受损。在中风之后，患者体内的乙酰胆碱生成减少，胆碱能通路受损，而乙酰胆碱在学习记忆中有着极其重要的作用。

4. 中风之后的氧化应激反应、兴奋性毒性、肠道菌群失调等都会侵蚀患者的认知功能，造成患者反应迟钝、记忆力下降。

中医对于本病很早就有认识。本病属于中风和呆病的范畴。《杂病源流犀烛·中风源流》有"中风后，善忘"的论断。而《临证指南医案》中也有"中风初起，神呆遗尿"之言。中风之后，阴阳失调，肾精不足，脾失健运，痰浊内生，日久成瘀，痰瘀互结，上蒙清窍，神机失用，最终发为本病。

怀疑自己或身边人发生中风该怎么办？

中风是我国成年人中致死、致残的首位病因，严重危害着人类健康，那么我们如何及时发现自己或身边的人得了中风，得了中风又该怎么办呢？

我们首先来学习一个快速识别中风的口诀。2016 年 10 月 29 日"世界卒中日"美国宾夕法尼亚大学刘仁玉教授和复旦大学附属闵行医院赵静教授在《柳叶刀神经病学》杂志向全球发布了"中风 120"口诀。此口诀简便易懂，具体含义如下。"1"代表"看到 1 张不对称的脸"；"2"代表"查两只手臂是否有单侧无力"；"0"为聆的谐音，代表"聆听讲话是否清晰"。

上述三项中任何一项若出现，应尽快拨打 120 急救电话，把患者就近送到有中风诊治条件的医院。

我们再来介绍一种快速识别脑中风的方法。2004 年美国北卡罗来纳大学医学院提出了"FSAT"卒中自评方法，目前仍然世界各地仍在使用。F（Face）：让患者笑一下，看嘴歪不歪。A（Arm）：让患者举起双手，看是否有肢体麻木、无力现象。S（Speech）：让患者重复说一句话，看是否说话困难或言语含糊不清。T（Time）：如果上述三项有一项存在，应明确记下发病时间，然后第一时间拨打"120"。

在"120"救护车到来之前我们可以做些什么呢？

1. 给患者做好简单的心理疏导，减轻患者的紧张情绪。很多人在发现自己出现偏瘫等症状的时候，由于担心害怕会造成血压急剧升高、心率加快，这些都有可能加重患者的病情，给予及时的安慰是十分必要的。

2. 切勿按照从网络上或其他途径获得的信息自行服药。因为我们所说的脑中风，并非只有脑梗死，还包括脑出血，如果服用不合适的药品可能会导致病情加重。

3.少活动，平躺。如果患者出现了呕吐、昏迷的情况，应及时清理口腔内的呕吐物，并将头偏向一侧，同时解开衣领，保持呼吸通畅，防止窒息。

在患者被"120"急救车接走以后，我们该如何做呢？

一定要积极配合医生进行相关的检查与治疗。因为时间就是生命，我们最好到就近的有诊治中风能力的医院救治，并简单了解一下关于静脉溶栓的知识，发生中风后 4.5 小时内或 6 小时内，如果符合静脉溶栓的适应证，并排除禁忌证（具体由值班医生评估），可选择静脉溶栓治疗，使发生病变的脑动脉恢复血流，改善脑细胞物质能量的供应，使肢体等功能恢复。溶栓治疗最关键的就是时间，所以说掌握一些中风的小常识是非常重要的。

西医如何看"中风"？

缺血性脑卒中的分类

缺血性脑卒中按照 TOAST 病因分型，可以分为以下 5 大类。

1.大动脉粥样硬化：CT 或 MRI 检查存在直径＞ 1.5 cm 的大脑半球或小脑或脑干的梗死灶，且血管影像学检查证实存在与缺血性卒中神经功能缺损相对应的颅内或颅外大动脉狭窄＞ 50% 或闭塞，同时血管病变符合动脉粥样硬化改变。

2.心源性栓塞：主要为非瓣膜性心房颤动。

3.脑小血管病：主要是穿支动脉（直径 2 ～ 3 mm）或其远端微动脉（直径＜ 50 μm）闭塞。

4.其他可确定病因的

（1）血管源性：①动脉夹层；②脑血管畸形：包括肌纤维发

育不良、动脉瘤、动脉扩张变长、烟雾病（Moyamoya 综合征）等；③其他非动脉粥样硬化性动脉疾病：如动脉炎、白塞病、颈椎骨质增生压迫椎动脉等；④脑静脉源性缺血性卒中：脑静脉窦或脑静脉血栓形成可以导致脑动脉血流通过障碍，进而导致缺血性卒中。

（2）药物源性：包括可卡因、安非他明等。有报道称口服避孕药可增加脑梗死的风险，目前仍有争议。

（3）血液高凝状态。

（4）系统性疾病的神经系统并发症。

5. 病因不能确定的。

脑出血患者和脑梗死有哪些不同呢？

1. 脑出血起病急骤，病情较重。脑梗死多见于长期动脉粥样硬化的高血压患者以及颅脑动脉瘤的患者。

2. 脑出血发病年龄多在 50 ～ 70 岁，20 ～ 40 岁大量饮酒、脑血管畸形的患者发病率也很高。

3. 脑出血的主要表现为头痛、恶心、呕吐、视盘水肿等颅内压增高的症状，以及口舌歪斜、偏瘫、偏身感觉障碍等神经功能受损的表现。

4. 脑出血的颅脑 CT 检查见高密度影病灶。

5. 除外颅脑占位、钙化等疾病，可诊断为脑出血。

中风的中医治疗

治疗中风的中医组方有哪些？

根据患者有无意识障碍，中风分为中脏腑和中经络，下面我们讲一下各种证型的组方。

1. 中脏腑

（1）痰蒙清窍证：意识障碍，口舌歪斜，半身不遂，言语謇涩或不语，可闻及痰鸣，面白唇暗，肢体瘫软，手足发凉，坐卧不安，二便自遗，舌质暗紫，苔白腻，脉沉滑缓。

治法：燥湿化痰，醒神开窍。

方药：涤痰汤加减。半夏、陈皮、茯苓、枳实、人参、石菖蒲、制南星、竹茹、生姜、甘草等。

（2）元气败脱证：昏愦不知，目合口开，四肢瘫软，汗多肢冷，二便自遗，舌卷缩，舌质紫暗，苔白腻，脉微欲绝。

治法：益气回阳固脱。

方药：参附汤加减，频频服用。附子（先煎）、人参。

（3）痰热内闭证：意识障碍，口舌歪斜，半身不遂，言语謇涩、鼻鼾、肢体拘急，烦躁不安，抽搐，身热，或呕血，舌质红，舌苔黄腻，脉弦滑数。

治法：清热化痰，醒神开窍。

方药：羚角钩藤汤和温胆汤加减。羚羊角粉（冲）、钩藤（后下）、生地黄、菊花、茯苓、赤芍、白芍、竹茹、半夏、川芎、牡丹皮、川牛膝、陈皮、栀子等。

2. 中经络

（1）风痰阻络证：头晕目眩，痰多而黏，舌质淡暗，舌苔薄白或白腻，脉细弦。

治法：熄风化痰通络。

方药：化痰通络方加减。法半夏、生白术、丹参、天麻、香附、酒大黄等。

（2）肝阳上亢：头痛眩晕，口苦面红、咽干，烦躁易怒，尿赤便干，舌红苔黄而脉弦或数。

治法：平肝熄风、补益肝肾。

方药：天麻钩藤饮加减。天麻、钩藤、石决明、栀子、黄芩、牛膝、盐杜仲、益母草、桑寄生、首乌藤、茯苓等。

（3）痰热腑实证：头痛眩晕，口舌歪斜，舌强语謇或不语、半身不遂，腹胀便干便秘，痰多而黏，舌质暗红，或有瘀点瘀斑，苔黄腻，脉弦滑或弦涩。

治法：化痰通腑。

方药：星蒌承气汤加减。胆南星、全瓜蒌、生大黄（后下）、芒硝（冲服）等。

（4）阴虚风动证：眩晕耳鸣，手足心热，咽干口燥，半身不遂，偏身麻木，舌强语謇或不语，口舌歪斜，烦躁失眠，舌质红绛，苔少或无苔，脉细弦或细弦数。

治法：滋阴熄风。

方药：镇肝熄风汤加减。白芍、玄参、天冬、生龙骨（先煎）、生牡蛎（先煎）、代赭石（先煎）、龟板（先煎）、川牛膝、茵陈、川芎、川楝子（捣碎）、生麦芽、甘草等。

（5）气虚血瘀证：面色㿠白，口角流涎，言语謇涩或不语，半身不遂，偏身麻木，气短乏力，自汗，舌质暗淡或有齿痕，舌苔白腻，有齿痕，脉沉细。

治法：益气活血。

方药：补阳还五汤加减。生黄芪、当归、桃仁、红花、赤芍、川芎、地龙（去土）等。

中医康复有妙招

《金匮要略·中风历节病脉证并治》提到"邪在于络，肌肤不仁，邪在于经，即重不胜；邪入于腑，即不识人"；中医脑为元神之府，脑为髓海，主宰生命活动，主藏元神，主感觉运动。同时《金匮要略》中描述中风轻重四型："邪在于络，肌肤不仁；邪在于经，即重不胜；邪入于腑，即不识人；邪入于脏，舌即难言，口吐涎"。对于当下中风患者康复仍具有指导意义。中医促进康复有以下妙招。

1. 针灸在中风急性期及恢复期的康复作用

（1）中风急性期醒脑开窍针灸疗法：在临床上强调"醒脑"，即"醒神、调神、安神"，是针对中风病的基本病机为瘀血、肝风、痰浊等病理因素蒙蔽脑窍导致"窍闭神匿，神不导气"的治法和针刺方法，针对中风后神志不清的患者。取穴、经络：手厥阴心包经和督脉。主要选穴：督脉：人中；心包经：内关；脾经：三阴交；符合中医"天、地、人"三部选穴法，并配合头皮针以醒神，促进觉醒。副穴：多以百会穴、上星穴、印堂穴、委中穴、尺泽穴为主；对于上肢功能差尤其是肌张力高、远端活动差的患者取穴以曲池穴、外关穴、合谷穴、八风穴等穴为主；对于主要表现为耸肩及抬举不能的患者，多刺激斜方肌及肩部周围穴位以刺激上肢耸肩及活动，主要取穴为肩井、肩髎、极泉穴；对于下肢肢体功能差肌力 0 级的患者重刺激足三里、环跳、丰隆、昆仑、委中、阳陵泉、阴陵泉，以诱发下肢屈曲诱发踝关节背屈运动。同时可根据子午流注中"开、阖、枢"产生六气，六经与六气相感，根据节气和经络动态走向，迎随补泻，调经络引气血促康复。配合中药，如涤痰汤，安宫牛黄丸、苏合香丸也可促进中风后闭证的觉醒。

（2）中风恢复期针灸、头皮针、穴位注射促进康复：针灸康复治疗具有疏经通络、活血化瘀的作用，可改善肌张力、改善关节运动，促进偏瘫肢体恢复，贯穿整个中风偏瘫患者的康复治疗过程中。头皮针是通过刺激头部发际区域的特定部位治疗疾病。如运动区上 1/5，可治疗对侧肢体瘫痪，运动区中 2/5，治疗对侧上肢瘫痪，运动区下 2/5，可治疗对侧中枢性面瘫、运动性失语、流涎。气虚无力的患者在偏瘫患侧足三里、丰隆穴位注射黄芪注射液以补气，气旺血行，活血通络促进恢复。偏瘫患者肢体无力、麻木疼痛均可在患侧足三里、丰隆、手三里等穴位注射甲钴胺注射液以营养神经，促进恢复。

2. 康复锻炼促进偏瘫患者回归正常生活

（1）稳定期被动手法治疗：正确的康复锻炼，持之以恒地康复治疗能提高中风患者的生活及生存质量。中风偏瘫患者 48 小时病情稳定后，瘫痪侧肢体以软瘫为主，此时康复及临床治疗相结合，可预防并发症及肢体继发障碍。康复方法主要以良肢位摆放、被动运动及动作诱导。康复治疗以被动手法为主，来维持关节活动度，减缓肌肉萎缩，预防关节挛缩。

（2）缓解痉挛，提高稳定性：一般中风偏瘫患者发病 1 个月后会进入痉挛期，患者患侧肌张力高，会出现联合反应及共同运动等异常运动状态。该期同时也是恢复黄金期，以缓解痉挛、促进分离运动功能、诱导正确的主动运动为主，促进肌张力正常化，抑制下肢伸肌、上肢屈肌，提高肢体自主运动，引导患者从坐位到站立位训练。以改善立位平衡、提高立位稳定性的训练为主，做下肢各关节分离运动，迈步训练；练好坐位、站位及平衡，在足够腰部力量安全情况下引导患者行走；强调健肢在前而体重必须由患侧负重的阶段，以健侧带动患侧，不宜急于求成。

（3）中风后吞咽困难康复方法：中风后吞咽困难、饮水呛咳会严重影响患者的恢复，可造成肺炎等并发症，此时吞咽康复至关重要。中医的康复以针灸"廉三针"：廉泉穴上 1 寸及上廉泉穴向左右旁开 0.8 寸三个穴位针灸治疗；脑反射：电刺激以促进吞咽肌肉功能恢复、同时配合咽部冷刺激及空吞咽，改善吞咽功能，促进中风后恢复。

（4）中风后失语中医康复方法：由于语言神经功能中枢受损导致抽象信号思维障碍，出现丧失语言及文字的表达和领悟能力的症候群，包括运动性失语及感觉性失语。通过针刺廉泉穴配合运动头皮针疗法，针刺语言二区（顶叶角回）及语言三区（晕听区中点向后引 4 cm 长水平线）有较好的临床效果。同时配合语音的发声，手指和肢体的功能锻炼促进大脑侧循环的建立，更有利于中风后失语恢复。

（5）中风后感觉异常的康复治疗：中风后往往会导致感觉通路损害，从而引起感觉缺失、减退、倒错、过敏、过度、异常及疼痛等表现，也会给中风后患者带来痛苦。中医在临床上多使用中药汤剂，针灸及穴位注射配合推拿等多种方法取得较好疗效。

（6）中风后认知障碍的干预预防血管性痴呆：中风后患者容易出现记忆力减退、思维和执行能力下降、计算力下降，需及时干预，预防血管性痴呆的发生和发展。平素通过注意力训练、记忆力训练及计算力训练配合思维能力的训练等方法，让患者可以通过日常系扣子、摆积木、魔方练习、读书读报、唱歌、日常交流、做力所能及的家务、算账、打算盘等改善运动及思维，主动回归正常生活。

（7）中风后抑郁情绪的改善：中风后抑郁情绪极大影响患者的身心健康，多表现为中风后患者对事物的兴趣减退、淡漠、厌烦、空虚、易疲劳，甚者悲观绝望等，导致患者生活质量下降，影响康复的信心。可选择适合患者的汤药制剂如柴胡舒肝散等治疗，日常还可练习太极拳、八段锦及八部金刚等传统功法，引导气机恢复，改善抑郁情绪。

第十章

解读肛肠常见困扰

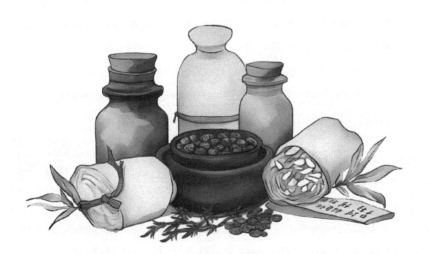

痔疮的治疗方法

什么是痔疮？

痔疮是直肠末端黏膜下和肛管皮肤下的静脉丛发生扩大、曲张所形成的柔软静脉团。通俗点说，就是肛门周围的血管因为压力变大鼓起来了。

痔疮都有什么症状？

一般来说会有便血、肿胀、疼痛、脱垂、瘙痒等症状，但这些症状一般不会全部出现在一个患者身上。痔疮种类不同，出现的症状也会不同。

痔疮是怎样引起的？

引起痔疮的原因比较多，大部分跟我们平时的饮食习惯和生活习惯有关，比如经常饮酒、吃辣，久坐久蹲，大便时间过长，便秘，腹泻等。女性怀孕期间腹腔压力升高也容易出现痔疮。此外痔疮还与个人的体质有关。

痔疮都有哪些检查方法？

1.肛门视诊：患者取侧卧位，医生用双手将患者臀部分开，一般混合痔或外痔这样就能直接看到。

2.肛门指检：患者取侧卧位，医生将戴有手套的食指涂上润滑剂，轻轻插入肛管及直肠，这种检查可以判断肛管及直肠下部有无异常改变，如狭窄、硬结、肿块，以及指套有无染血等。

3.肛门镜检查。患者取侧卧位，将肛门镜慢慢地插入肛门内，这种检查可以观察有无内痔、内痔的大小、内痔的数量、有无出血等。

痔疮都有哪些治疗方法？

痔疮的治疗方法比较多，不同种类、不同时期的痔疮治疗方法也不相同，一般分为保守治疗和手术治疗两类。

1. 保守治疗

（1）中药口服：根据患者的症状、证型辨证使用口服中药，适合用于各个类型的痔疮。

（2）中药坐浴：适合外痔较重的患者。一般选用具有清热解毒、消肿止痛作用的中草药，煎煮后用煎煮的药液坐浴。

（3）直肠给药：适合内痔较重的患者。一般多使用痔疮栓、痔疮凝胶、中药灌肠的方法，把药物注入肛门并保留。

（4）外用药物：适合外痔较重的患者。一般多使用痔疮膏，外涂在疼痛、肿胀最明显的部位。

2. 手术治疗

（1）痔疮注射术：这是手术治疗中创伤最小的一种方法，适合内痔较重的患者。用注射器把专门的药物注射到痔疮内部，痔疮就会慢慢萎缩。这种手术创伤小，甚至不需要麻醉，患者一般不会感到痛苦，不影响正常的生活和工作。

（2）痔疮套扎术：适合内痔较重的患者。用特制的痔疮套扎器把痔疮套扎住，痔疮就会慢慢缺血萎缩。这种手术创伤也比较小，几分钟就可以完成，患者一般不会感到痛苦，不影响正常的生活和工作。

（3）混合痔外剥内扎术：这是一种传统的手术方法，疗效最为确切，即使现在出现了很多新式的手术方法，这种手术方法也是不可替代的，绝大多数的混合痔还是要采用这种手术方法。虽然手术方法没变，但是在微创理念的指导下，这种手术方法的细节得到了优化，使得疗效更好，痛苦更小。

（4）痔上黏膜环切吻合术：适用于合并直肠黏膜脱垂较重的患者。用一种特制的吻合器把痔疮上方的直肠黏膜环形切除，切除的同时吻合切口。很多患者认为这种手术方式是痔疮的微创手术，而主动要求选择这种术式，这就陷入了一个误区。和所有手术方法一样，每种手术方法都有对应的适应证，没有任何一种手术方法可以适合所有类型的痔疮，只有把握好适应证，手术才能有好的效果。

怎样预防痔疮发作？

1. 首先要从饮食做起，可以选择富含纤维成分的食物，多饮水，避免缺水而引发大便干结。

2. 养成定时排便的习惯，防止蹲厕时间过长。

3. 养成健康的生活习惯，比如生活要有规律，不熬夜，适度进行体育锻炼，避免久坐久立，注意身体保暖。

4. 保持肛门周围清洁，及时治疗其他全身性疾病，常做提肛运动也有助于预防痔疮。

为什么会肛裂？

什么是肛裂？

肛裂指肛管皮肤出现裂口这样一种疾病，由于这个部位不是很卫生，愈合起来比较慢。

肛裂有什么特点？

一般出现在肛门的正前方或正后方，容易被患者误认为是痔疮，主要有以下三个症状：疼痛、便血、便秘。严重的肛裂还会并发肛乳头肥大、外痔、肛瘘等。

肛裂是怎么引起的？

大部分肛裂都与大便干有关，但是长期的肠炎、腹泻会引起肛周感染，也会导致肛裂。

肛裂都有哪些检查方法？

由于患者疼痛剧烈，一般只采用肛门视诊和指检，而不再做进一步的检查了。

肛裂都有哪些治疗方法？

出现肛裂后一定要尽早治疗，早期肛裂治疗起来还是比较简单的，保守治疗就可以，如果形成了陈旧性肛裂，一般就要选择手术了。

1. 保守治疗

（1）中药口服：根据患者的症状、证型辨证使用口服中药，适合用于各种肛裂。一般使用清热解毒、行气止痛类的中药。

（2）中药坐浴：适合用于各种肛裂，对缓解肛周疼痛效果比较好。一般选用具有清热解毒、消肿止痛作用的中草药，煎煮后用煎煮的药液坐浴。

2. 手术治疗

肛裂的几种手术方法创伤都比较小，恢复也比较快。

（1）扩肛术：适用于早期肛裂，保守治疗效果不好的患者，需在麻醉下进行，一般5分钟就可以完成。

（2）肛裂切除术：适用于陈旧性肛裂，将没有愈合能力的裂口切除掉，形成有愈合能力的新鲜伤口。

（3）肛门内括约肌松解术：适用于陈旧性肛裂，肛门内括约肌弹性变差，出现痉挛的患者。

怎样预防肛裂发作？

1.通过调节饮食来保持大便通畅，尽量避免大便干结或腹泻。

2.保持肛门周围清洁，注意卫生，防治感染，可以坚持每天使用温水坐浴。

［肛周脓肿要尽早治疗］

什么是肛周脓肿？

肛周脓肿是肛门周围间隙化脓性感染引起的疾病，比较常见。大多与不注意卫生、饮酒、吃辣过多或身体抵抗力降低有关。

肛周脓肿有什么症状？

这个病根据发病的位置不同，表现出来的症状也不一样。如果位置比较浅就会以疼痛为主；如果位置比较深就会以发热为主，在局部看不出来，肛门周围并没有明显的疼痛，这种情况下容易找不到发病的位置，引起误诊。

肛周脓肿有哪些检查方法？

1.肛门视诊：患者取侧卧位，如果位置比较浅就能直接看到脓肿部位的皮肤发红、肿胀。

2.肛门指检：患者取侧卧位，如果位置比较浅可以触摸到脓肿的大小、范围，甚至脓肿中心能摸到波动感。如果位置较深就需要医生将戴有手套的食指涂上润滑剂，轻轻插入肛管进行触摸。

3.B超、CT、核磁共振检查：适用于脓肿位置特别深，肛门指检也无法触及的患者。这类检查可明确脓肿的位置、大小、范围、与周围组织的关系，对下一步手术治疗有指导作用。

肛周脓肿有哪些治疗方法？

与其他肛肠疾病不同，对于早期肛周脓肿我们就建议手术治疗，而且要尽早手术，只有手术才能有效地防止病情加重。同时保守疗法可以配合手术一起使用。

1. 肛周脓肿一次性根治术：大部分肛周脓肿都使用这种手术方法。能有效地暴露整个脓腔，一般可以一次性治愈。对于位置比较深的脓肿，还可以同时进行挂线引流。

2. 肛周脓肿切开引流术：这种手术方法相对简单，但不能一次性治愈肛周脓肿，只能起到缓解症状、避免肛周脓肿进一步加重的作用。适用于脓肿的内口不明确，脓腔范围特别大、特别深，患者年龄大，全身情况差、身体虚弱等情况。

怎样预防肛周脓肿发作？

1. 多进食富含纤维成分的食物，多饮水，保持大便通畅。

2. 保持肛门周围清洁，注意卫生，防治感染。

3. 如果发生肛周其他病变，如痔疮、肛裂、直肠炎、肛窦炎要及时治疗。

4. 患病后应及早治疗，防止炎症范围扩大。

肛瘘的系统治疗

什么是肛瘘？

肛瘘是肛管或直肠与肛周皮肤相通的管道，一般由内口、外口和中间的瘘管三部分组成，内口在肛门内，一般只有一个。外口在肛周皮肤上，可以有一个或多个，也可以没有外口。大部分肛瘘都是肛周脓肿没有得到及时治疗或没有彻底治疗形成的。

肛瘘有什么症状？

1.流脓：脓液通过肛瘘外口流出，呈黄色或红色，时多时少，时有时无。

2.疼痛：当脓液流出不通畅时，外口附近就会出现疼痛，脓液流出通畅后，疼痛才会减轻。

3.瘙痒：脓液反复刺激肛门周围，可引起瘙痒，有时可伴发肛周湿疹。

肛瘘都有哪些治疗方法？

与肛周脓肿相同，治疗以手术为主，而且要尽早手术，只有手术才能根治肛瘘。同时保守疗法可以配合手术一起使用。

1.肛瘘切除术：一般低位肛瘘都使用这种手术方法，能将瘘管完整切除。

2.高位肛瘘挂线术：适用于位置比较高的肛瘘，借助橡皮筋的持续收缩进行慢性切割，这种手术方法可以避免一次性切开引起肛门失禁。

怎样预防肛瘘发作？

1.多进食富含纤维成分的食物，多饮水，保持大便通畅。

2.保持肛门周围清洁，注意卫生，防治感染。

3.如果发生肛周脓肿要及时系统治疗。

便秘危害大

什么是便秘？

便秘是一种比较复杂的症状，并不单纯指大便干燥，而是指排便不顺利的状态或排便时伴有的特殊症状。比如排便时间长，两次排便间隔时间长，排便费力，总是感觉有便意但排不出大便，这些症状都可以叫作便秘。

便秘是怎样引起的？

1. 不健康的饮食、生活习惯：比如经常饮酒、吃辣，进食时间不规律，进食蔬菜、粗粮较少，饮水较少，运动量少，经常熬夜，睡眠不足，压力大，急躁等。

2. 有些疾病可以引起便秘：比如糖尿病、肛裂、结肠肿瘤、精神疾病等。

3. 有些药物可以引起便秘：比如治疗胃病的药物、治疗精神病的药物、治疗高血压的药物、止痛药等。

便秘有哪些危害？

1. 引起胃肠神经功能紊乱，出现腹痛、腹胀。

2. 引起肛门直肠疾病。

3. 引起肠道内恶性肿瘤。

4. 诱发心脑血管疾病发作。

5. 影响神经系统，出现智力下降、记忆力减退等。

6. 引起皮肤晦暗、无光泽、粗糙、色素沉着等。

7. 影响泌尿生殖系统。

8. 引起精神心理方面的疾病。

便秘有哪些治疗方法？

便秘的治疗方法比较多，主要以保守治疗为主。

1. 中药口服：根据患者的症状、证型辨证使用口服中药，适合用于各个类型的便秘。一般实证多使用行气导滞、润肠通便类的中药，短期服药就会有明显疗效；虚证多使用温阳补肾、益气健脾类的中药，短期服药疗效不明显，需长期服药。

2.温水坐浴：排便前用温水坐浴几分钟，有利于大便的排出。

3.中药灌肠：根据患者的症状、证型辨证使用中药灌肠，把煎煮好的中药通过专门的一次性灌肠袋注入肛门并保留，使药物通过肠道吸收，起到治疗便秘的效果。采用这种方法，药物直接作用于肠道，效果较好。

4.穴位药物贴敷：一般多使用含有药物的敷贴，贴在人体相应的穴位上，每日更换。

5.耳穴压豆：一般选用王不留行种子，用胶布固定在耳部相应穴位，贴好后需要患者每日三餐前后经常按压，刺激穴位以发挥作用。

第十一章

皮肤保养实用方法

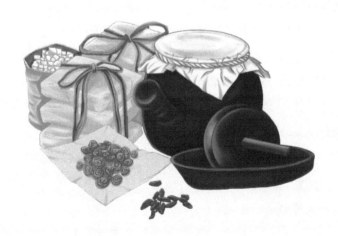

并肩战"痘"

"痘痘"是什么？哪些因素会诱发它呢？

"痘痘"其实就是临床上所说的痤疮，是一种毛囊皮脂腺的慢性炎症性疾病，以粉刺、丘疹、脓疱、结节、囊肿及瘢痕为特征，所以说它是一种损容性疾病，多发于青春期男女，也可见于成人。

遗传、饮食、胃肠功能障碍、月经、睡眠、化妆品等均可诱发本病。

25岁以上的成人，尤其是女性，为什么会起"青春痘"？

1. "青春痘"是痤疮的俗称，因好发于青春期而得名，临床上将患者年龄在25岁以上的痤疮定义为成人痤疮，可细分为迟发性痤疮和持续性痤疮，前者指25岁以后才发病的痤疮，后者指由青春期痤疮持续而来的痤疮。

2. 成人痤疮发生主要与以下几个因素有关。

（1）遗传因素：部分有家族史的痤疮患者，往往发病年龄会持续地延长，所以25岁以后的成人痤疮往往与遗传有关。

（2）皮脂腺分泌过旺：皮脂腺分泌旺盛的人，痤疮的持续时间就会延长。

（3）毛囊皮脂腺导管角化异常：导致皮脂排泄障碍，皮脂潴留，形成粉刺，尤其是女性的痤疮患者，不良的化妆品使用习惯会加重此现象。

（4）生活压力过大、熬夜、过食辛辣腥发食物、生活不规律也是造成迟发性痤疮加重的原因。

了解祛痘真相，助您"战痘"成功

"有诸内者必形诸外"，皮肤其实是内在病症的一种外在表现，所以中药内治至关重要。中医皮肤科医生通过望、闻、问、切，从整体观念出发，辨证论治，给予痤疮患者不同的治疗药物，达到治疗目的。

1. 中药口服

（1）主要症状：皮疹以粉刺为主，少量丘疹，色红，或有痒痛，舌红，苔薄黄。

治法：疏风清肺。

处方：枇杷清肺饮加减。若便秘者可选用栀子金花丸。

（2）主要症状：皮疹以红色丘疹、脓疱疹为主，或有疼痛，面、胸、背部皮肤油腻；可伴口臭、口苦，纳呆，黏滞不爽或便秘，尿黄；舌红苔黄腻，脉滑或弦。

治法：清热利湿。

处方：茵陈蒿汤或芩连平胃散加减，便秘者可选用连翘败毒丸。

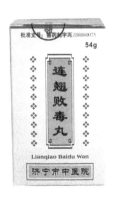

（3）主要症状：皮疹以结节及囊肿为主，颜色暗红，也可见脓疱疹，日久不愈；可伴有纳呆、便溏，舌质淡暗或有瘀点。

治法：活血化瘀，化痰散结。

处方：海藻玉壶汤或仙方活命饮加减。中成药可选大黄䗪虫丸、化瘀散结丸、当归苦参丸等。

（4）主要症状：皮损好发于额、眉间或两颊，在月经前增多加重，月经后减少减轻，伴有月经不调，经前心烦易怒，乳房胀痛，平素性情急躁；舌质淡红苔薄，脉沉弦或脉涩。

治法：调和冲任、理气活血。

处方：逍遥散或二仙汤合知柏地黄丸加减。中成药可选用逍遥丸、知柏地黄丸、左归丸、六味地黄丸等。

2. 中药外用——有效去印、加速祛痘、完美肌肤

（1）中药湿敷使用方法：马齿苋、蒲公英、苦参等水煎湿敷，每日1次，每次20分钟。适用症状：红色丘疹、脓疱疹。主要功效：清热解毒，减轻炎症的作用。

（2）中药面膜使用方法：适量如意金黄散以蜂蜜调成糊状，涂于疙瘩及周围，每日1次，每次30分钟至1小时不等，若单纯的某个结节比较红肿，可增加外敷的厚度至1元硬币厚，外敷范围比结节大一圈，可适当增加外敷时间至数小时。适用症状：红色丘疹、脓疱疹及结节。主要功效：清热散结、消肿止痛。（此方法也适用于火疖子）。

（3）中药倒模。

3. 其他疗法

（1）火针：操作方法：常规消毒皮肤后，用烧红的火针迅速点刺皮疹，用棉签稍加挤压，将皮疹中脓液、脓血清除干净。一般1周治疗1次。治疗后24小时保持皮损处干燥。适用症状：红色丘疹、脓疱、结节、脓肿和大的粉刺。主要功效：散结排脓。

（2）刺络放血拔罐疗法操作方法：取背俞穴如大椎、肺俞等穴位，常规碘伏消毒后，用一次性注射器点刺穴位后拔罐 5～10 分钟。一般 1 周治疗 1 次。术后 24 小时保持皮损处干燥。适用症状：胸背部的痤疮或者面部痤疮严重者。主要功效：清热泻火。

（3）高能红蓝光照射 消炎杀菌、辅助祛痘、安全无痛。

（4）剥脱性点阵激光 针对痘痘留下的痘坑的首选方式。

"痘痘"总是好点了又起了，找医生治疗能"祛根"吗？

"爱美之心，人皆有之"，痘友们想要"祛根"，需要注意以下几点。

1. 规律休息，不要错过皮肤和内脏的最佳修复时间，即晚 10 点至凌晨 2 点，建议即使晚睡，也尽量不要超过晚上 11 点。

2. 忌食辛辣油炸食物，尤其是一些小零食，如虾条、薯片及高糖的甜点等。

3. 注意皮肤清洁，痘友们的皮肤常比较油腻，皮肤清洁可选用控油保湿洁面乳洁面，去除皮肤表面多余油脂、皮屑和微生物的混合物，但不能过度清洗，忌挤压和搔抓。

4. 适度的运动必不可少，运动可以促进身体整体的新陈代谢（包括促进皮肤的新陈代谢），加快血液循环，运动时毛孔会排出大量的汗液，有利于毛孔内油脂的排出，长期坚持运动有助于"痘痘"的祛除及痘印的修复，维持皮肤更好的状态。

带状疱疹全知道

带状疱疹，中医称"蛇串疮""缠腰火丹"，是一种常见的病毒性皮肤病，症状以节段性的红斑上有成簇水疱伴疼痛为主，个别患者初期疼痛不明显，会伴有酸、麻、胀或者痒的症状。带状疱疹主要在感冒、劳累、感染、肿瘤、免疫性疾病等机体细胞免疫功能低下时出现，尤其是老年人更为高发。

那么带状疱疹究竟是一种什么样的疾病呢？通过下面的内容相信大家可以对其有一个大体认识，能够从容地面对这个影响我们健康的不速之客。

为什么会得带状疱疹呢？

带状疱疹和水痘同为水痘 – 带状疱疹病毒所引起，免疫力低下的人群（多数为儿童）初次感染此病毒后，临床表现为水痘或者隐匿性感染，以后此病毒进入皮肤感觉神经末梢，并且持久的潜伏于脊神经后根神经节的神经元中。在各种诱发因素如感冒、劳累、感染、肿瘤等的刺激下，潜伏的病毒再次被激活，生长繁殖，使受侵犯的神经节发炎或者坏死，产生疼痛。同时，被激活的病毒可沿着周围神经纤维移动到皮肤，在皮肤上产生带状疱疹所特有的节段性水疱疹。

带状疱疹会传染吗？一般的传播途径是什么呢？

一般成年人传染的概率不大，但对于婴幼儿、孕妇、老年人及其他免疫力低下的人群，以及从来没有患过水痘的人、没有接种过水痘疫苗的人有一定的传染性。

常见的传播途径是直接接触疱液传染，一般干燥结痂的皮疹无传染性。

如果患上带状疱疹，怎样治疗更好呢？

毋庸置疑，中西医结合治疗才是最好的。中医将带状疱疹称为"蛇串疮"，认为多是由于湿热火毒夹瘀等病理因素阻滞局部经络，经络阻塞不通而出现剧烈疼痛。

1. 西医疗法

抗病毒、营养神经、止痛等治疗。

2. 中药口服

针对具体患者辨证处方，运用中医理论从整体上出发，给予清热解毒、健脾利湿或者活血化瘀止痛药物改善患者病情。

3. 中药外用：红斑、水疱、渗水部位给予解毒祛湿的中药湿敷，如用黄柏、马齿苋等清热解毒中药水煎后湿敷，干燥结痂时则选用祛湿解毒而无刺激的中药油或软膏外用。

4. 针灸疗法

（1）刺络拔罐疗法。

（2）火针疗法：达到"通则不痛"的效果，是带状疱疹初期及带状疱疹后遗神经痛的不二选择。

（3）普通针刺法：根据疼痛部位辨证取穴，如华佗夹脊穴，是治疗带状疱疹后遗神经痛的良好选择。

（4）其他治疗：①红光治疗：促进局部皮损迅速消退。②紫外线照射：加快损伤神经的修复，减轻疼痛。

让众多女性头疼的黄褐斑

哪些因素推动了黄褐斑的发生？

黄褐斑的发病原因尚不明确。生理性黄褐斑常始于妊娠中期，分娩后多会逐渐消失。研究表明，该病与女性雌激素水平的升高有关系，女性生殖系统疾病及肝脏疾病、内脏肿瘤、甲状腺疾病等也会诱发。此外，日晒、化妆品、紧张焦虑、应用某些药物如避孕药、长期服用氯丙嗪等也会诱发黄褐斑。

如何治疗黄褐斑？

1. 西医疗法

（1）外用药物：氢醌乳膏、维A酸软膏、壬二酸乳膏等。

（2）内服药物：维生素C和维生素E联合应用。一般维生素C 0.2克/次，每日3次，口服；维生素E 0.1克/次，每日1次，口服。此外，也可在医嘱下口服复方甘草酸苷片、氨甲环酸、谷胱甘肽等药物。

（3）物理化学疗法：包括果酸换肤术、无针水光、调Q激光、脉冲激光等。

2. 中医疗法

中医认为本病主要与肝、脾、肾密切相关，与肝郁气滞、冲任失调、湿热蕴脾等关系密切。

（1）中药内服。肝郁气滞证：宜疏肝理气、活血散斑，方用逍遥散加减。肝肾不足证：宜补肝益肾、滋阴祛火，方用六味地黄丸加减。脾虚湿阻证：宜健脾除湿、益气消斑，方用参苓白术散加减。气滞血瘀证：宜理气活血、散瘀祛斑，方用桃红四物汤加减。

（2）中药面膜外用。可配以我院中药药物面膜敷面，以养血润肤、化瘀祛斑，蜂蜜调敷，每日一次。

（3）针灸疗法。针刺主穴：曲池、血海、足三里、肺俞。

（4）走罐疗法。背俞穴走罐以达到调节人体脏腑、活血化瘀消斑的作用。

（5）局部穴位按摩。促进局部血液循环以达到消斑的作用。

黄褐斑患者日常生活中有哪些注意事项？

1. 注意防晒，物理防晒是最有效的防晒，可戴口罩、帽子、打伞等，避免长时间日光直射，选用适合自己的防晒霜。

2.多食用富含维生素 C 的食物，如新鲜的蔬菜、水果等。

3.平素宜保持积极乐观的心态，尽量避免焦虑、紧张、抑郁，学会自我调整。

4.避免劳累、熬夜，宜劳逸结合。平时适当锻炼身体，促进机体新陈代谢。

湿疹反复，如何治疗？

湿疹是什么？

简单地说，湿疹是一种过敏性炎症性皮肤病，而且它在急性期往往具有渗出的倾向，在不同时期表现不一样，皮疹具有多样性。它既可以全身泛发，也可以局限在某一个地方。不仅男女老幼均可发病，而且一年四季都可以发作，如果治疗不当，迁延成慢性湿疹，它能给我们的生活和工作带来巨大的困扰。

湿疹是外因与内因共同作用的结果，外因如气候环境变化、大量化学制品在生活中的应用、精神紧张、生活节奏加快、饮食结构改变等，内因如先天禀赋不耐，脾胃虚弱等。

想摆脱湿疹，中医来帮忙

1.强健脾胃是关键。

（1）食疗方案

用薏苡仁、山药、红小豆、冬瓜皮来熬粥；还可以用绿豆、百合、薏米、芡实、山药一起组合来煮粥、煮汤，这些适合有脾虚湿气较重的患者，而且都是药食同源的植物，可以适量多放一些。如果局部渗出较多，可以用炒苍术和炒白术各 15 克来煮水代茶饮。如果局部有红肿，可以用金银花 15 克、蒲公英 15 克、车前草 15 克煮水代茶饮。

（2）中医门诊就诊：中医皮肤科医生会根据情况给大家开具健脾利湿的中药，如参苓白术汤、除湿胃苓汤等。

2. 中药外用：如龙胆 30 克，甘草 30 克或者马齿苋 30 克，黄柏 30 克，甘草 30 克水煎冷敷。

3. 拔罐疗法

辨证取穴健脾胃。

湿疹患者的预防与调护应注意什么？

1. 尽可能远离各种外在可疑致病因素，如热水洗烫、过多使用肥皂、用力搔抓及外用药不当等。

2. 生活上尽量注意避免精神紧张、过度劳累。

3. 衣被不宜用丝、毛及化纤等制品。

4. 患者平时应保持大便通畅，睡眠充足。冬季注意皮肤清洁及润泽。

5. 尽量避免食用海产品等发物，多食富含维生素的食品，如新鲜水果、蔬菜等。

6. 清洗患处时动作要轻柔，不要强行剥离皮屑，以免造成局部感染，使病程延长。

7. 注意皮肤的滋润保湿很关键。

"头"等大事

最近很多人都在发愁："怎么掉这么多头发？"担心"这么一直掉，会不会掉秃了？"首先让我们来正确认识一下伴随我们日日夜夜，让我们欢喜，让我们愁的头发。

我们有多少根头发？每天掉多少根头发是正常的？

平均每人有 10 万多根头发，有 10% 左右的头发处于休止期，休止期的头发将逐步脱落，然后这些毛囊将再次进入生长期。根据经验，每天脱落 60 ～ 100 根头发是正常的。

什么样的脱发是正常的？

在发根处用拇指和食指捏 50 根左右的头发，均匀向头发末梢牵拉移动，如果拉掉的头发在 5 根以内是正常的（医学上称拉发试验）。同时可以看到正常的脱落发根部有一个白色的小球样结构，可以粘在手上不易掉下来，这是休止期头发的特点。这种脱落的头发一般均可以再次进入生长期重新生长。

脱发很常见，原因是什么？

1. 雄激素性脱发，俗称脂溢性脱发，在男性中最常见，是其体内雄激素异常而引起的。女性也会有雄激素性脱发，但女性脱发大多不会像男性那样脱到"那么明显"的地步。

2. 老化性脱发和休止期脱发，是女性脱发的主要类型。

3. 斑秃，表现为类椭圆形斑片状脱发，也可以表现为头部毛发全脱失（全秃），或者全身毛发脱落（普秃），是一种与自身免疫系统相关的脱发。

脱发增多不要慌，中医来支招

1. 中药口服

如疏肝解郁、健脾养血、健脾利湿消脂或者补肾养精的中药。

2. 中药外用包括中药外洗与中药酊剂外涂。中药外洗如侧柏叶水煎外洗，补骨脂酊外涂等。

3. 针灸治疗

包括体针辨证选穴、梅花针轻叩及火针等。

4.中医外治手法

（1）十指按摩。五指叉开，顺着毛发生长的方向，中指正对头发前部正中处，其余四指可自然放下，从头的前部轻轻往后梳头，先左手梳，再右手梳，两手交替梳3分钟。每日按摩头部10～15分钟可以促进头皮血液循环，牢固发根。

（2）十指叩头。双手五指稍分开，两手分别放在头顶部，用手指指腹部有弹性地叩击头部。在有痛感的地方多叩击几次。由前向后，重复叩击3～5分钟。

脱发患者如何自我调节？

1.饮食方面：要少吃肥甘厚味、少喝咖啡、酒等刺激性的食物。

2.活动方面：平时要注意加强体育锻炼，减少久坐时间，劳逸结合，适当做一些舒缓的运动，比如太极拳、八段锦、易筋经、瑜伽等。

3.生活方面：不要过度染发、烫发，以致毛发毛囊受损、头发质脆易断，此外，要注意节制房事，保养精气，以利发生，还要尽量避免熬夜，保持心情舒畅。

第十二章

宝宝生病不要慌，
中医儿科有良方

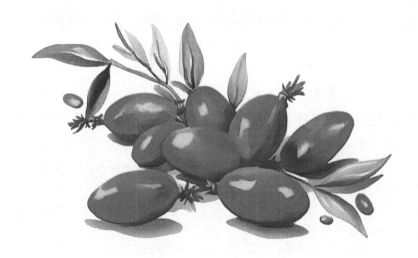

宝宝不爱吃饭怎么办？

何为厌食

小儿厌食是指小儿长期食欲不振，厌恶进食，食量明显少于同龄正常儿童。孩子零食吃得多，导致不吃正餐；孩子生病时食欲减低，疾病好转后恢复；孩子一时贪吃出现积食，用一些助消化药或者饿一两顿就会好起来。这些情况都不属于厌食。

厌食原因

1. 喂养不当：片面强调高营养饮食，过食肥甘、煎炸食物；饥饱无度；过食零食、偏食、冷食；滥用滋补等。

2. 他病伤脾：治病过用寒凉、温燥；病后未及时调理；夏天伤暑湿等。

3. 先天不足：胎禀不足，后天失于调护，导致脾胃虚弱。

中医调理

1. 中药治疗

辨证服用中药调理，小儿往往几种证型交错出现，因此常须服药 1～3 个月才能有改善。

2. 中成药

（1）脾虚食积：健儿消食口服液、小儿健脾化积口服液等。

（2）脾胃不和：小儿香橘丸、小儿消食片等。

（3）脾胃阴虚：小儿健胃糖浆、益胃散等。

（4）脾虚肝旺：逍遥丸、健儿乐颗粒等。

3. 小儿推拿

在小儿体表特定的穴位或部位施以手法，以达到防病、治病目的的一种中医外治疗法，适用于 0 ～ 14 岁的儿童。学龄前儿童推拿效果最好。

4. 针刺四缝穴

有健脾消积、泄热解毒、调和气血的作用。

5. 耳穴压豆

刺激耳部穴位，起到防病、治病的作用。

6. 中药外治法

（1）中药外敷：中药制成各种剂型，贴敷于人体穴位，利用药物对穴位的刺激作用和中药的药理作用治疗疾病。

（2）中药香囊：药物散发出持续的芳香气味，刺激人体呼吸道黏膜产生免疫球蛋白，对病毒和细菌有较强地灭杀作用。

（3）中药洗浴：借助浴水温热之力与药物散发之力，起到防病、治病的作用。

日常调理

1. 饮食调护：注意生活起居及饮食环境，养成良好的饮食习惯。饮食定时适量，荤素搭配，不强迫进食，饭前勿食糖果饮料，少食肥甘厚味、生冷坚硬等不易消化的食物。"节甘进蔬"，减少甜食、多吃蔬菜。指导饮食调护对于本病的防治非常重要。

2. 情志调摄：加强精神调护，保持良好情绪，饭菜多样化，讲究色香味，促进食欲。

本病可导致生长发育迟缓、抵抗力下降等危害，应预防、早治本病，坚持治疗，避免变证发生。

小儿感冒的中医调理

何为感冒？

小儿感冒是以发热、恶寒、鼻塞、流涕、喷嚏、咳嗽、头痛、全身酸痛等为主要表现的疾病。一年四季均可发生，以气候骤变及冬春季节发病率高。

为什么婴幼儿易患感冒？

感冒的发生 90% 以上以病毒感染为主，肺炎支原体也可引起感冒，细菌感染多为继发。呼吸道的防御机制始于鼻，鼻毛能阻挡外来较大的异物。鼻黏膜有丰富的血管，产生的湿化作用可使吸水性颗粒增大，以利于吞噬细胞吞噬，而婴幼儿不仅缺乏鼻毛，鼻道黏膜下层血管又比较丰富，所以容易充血肿胀而阻塞气道。另外，婴幼儿特异性免疫和非特异性免疫功能也未发育至成人水平，若调护不当或感受外邪，则容易发生感冒。

中医调理

1. 中药治疗

辨证服用中药调理，小儿感冒轻症服用中药治疗症状会有明显改善。

2. 中成药治疗

（1）风寒感冒：感冒清热颗粒。

（2）风热感冒：柴葛疏风清热合剂。

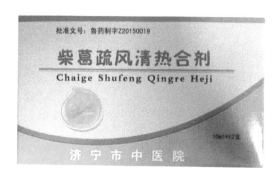

（3）风热感冒夹滞证：小儿豉翘清热颗粒。

（4）暑湿感冒：藿香正气软胶囊。

（5）时行感冒：连花清瘟胶囊（颗粒）、四季抗病毒合剂。

3. 小儿推拿

在小儿感冒初期，运用小儿推拿手法于体表特定的穴位或部位，可显著改善感冒症状，达到缩短病程的目的。适用于 0～14 岁儿童，学龄前儿童推拿效果更佳。

4. 耳穴压豆

刺激耳部穴位，可配合推拿或单独使用。

5. 中药外治法

（1）中药外敷：中药制成各种剂型，贴敷于人体穴位，改善鼻塞、流涕、咳嗽等感冒症状，缩短病程的目的。

（2）中药香囊：药物散发出持续的芳香气味，可刺激人体呼吸道黏膜产生免疫球蛋白，对病毒和细菌有较强的灭杀作用。

（3）中药药浴：借助浴水温热之力与药物散发之力，起到防病、治病的作用。

日常调理

1. 经常户外活动，呼吸新鲜空气，多晒太阳，加强锻炼。

2. 随气候变化，及时增减衣物。

3. 避免与感冒患者接触，感冒期间少去公共场所。

4. 居室保持空气流通、新鲜。

孩子咳嗽怎么办？

什么是小儿咳嗽？

小儿咳嗽是小儿常见病证，以咳嗽、咳痰为主症。中医认为多由小儿肺常不足、卫外不固、感受外邪发病。

小儿咳嗽可以分几类？

小儿咳嗽按病程分为：急性咳嗽小于 2 周；迁延性咳嗽 2 ～ 4 周；慢性咳嗽大于 4 周。中医常把咳嗽分为风寒咳嗽、风热咳嗽（外感咳嗽）；痰热咳嗽、痰湿咳嗽、食积咳嗽、气虚咳嗽、阴虚咳嗽（内伤咳嗽）。

中医上小儿咳嗽的病因有哪些？

1. 小儿肺常不足，易感邪气，常以风为先导，根据四时主气的不同，所兼邪气不同，或夹寒，或夹热，或夹燥。

2. 小儿脾常不足，若过分哺育，乳食常积滞肠胃，停积于中，脾失运化，内生痰浊，上贮于肺，影响肺的宣发肃降；或因食积日久，郁而化热，煎灼痰液，上渍于肺。此即"脾为生痰之源，肺为贮痰之器"之意。

3. 小儿情志过激，郁怒伤肝，肝失条达，气郁化火，循经上犯于肺而致咳嗽。

4. 小儿脏腑娇嫩，若感邪致病，日久不愈，损耗正气，致使肺气不足，易导致肺失宣肃，肺气上逆而致咳嗽。

中医如何治疗小儿咳嗽？

中医常在辨证论治的基础上采用中医特色疗法如中药治疗、小儿推拿治疗、穴位贴敷治疗、中成药治疗、饮食疗法等，均取得较好的临床疗效。

如何选用中成药治疗小儿咳嗽？

1. 风寒咳嗽：金防感冒颗粒、通宣理肺丸。
2. 风热咳嗽：急支糖浆、桑菊感冒颗粒、清宣止咳颗粒。
3. 痰热咳嗽：肺力咳合剂、泻白糖浆、十味龙胆花颗粒。
4. 痰湿咳嗽：橘红痰咳液、橘红颗粒、二陈丸等。
5. 食积咳嗽：小儿消积止咳口服液。
6. 阴虚咳嗽：养阴清肺合剂。

孩子老生病是什么情况？

何为反复呼吸道感染

医学上将呼吸道分为上下呼吸道，主要是以喉为界限，上呼吸道的疾病，包括鼻炎，咽炎，扁桃体炎等；下呼吸道疾病包括肺炎、肺结核、支气管炎等。反复呼吸道感染是儿科临床常见病，指 1 年内上呼吸道感染或下呼吸道感染次数频繁，超过了一定范围的呼吸道感染，简称复感儿。

反复呼吸道感染的原因

主要是因为幼儿免疫系统及生理构造未发育完全、遗传因素等，多由居住环境不佳、空气质量或气候变化诱发。主要致病微生物为细菌、病毒、支原体等。

反复呼吸道感染的中医治疗

一是治疗急性发作；二是日常调理。治疗的重点是日常调理，比如阴虚内热的孩子表现为舌质红，大便干，夜间盗汗；肺胃热盛的孩子表现为身体偏胖，容易有痰，舌苔厚腻，晨起口腔有异味。家长发现孩子有上述情况可以到儿科门诊咨询，及时给予中药及小儿推拿以治疗。小儿推拿治疗阴虚内热的常用穴位比如揉板门，清胃，清天河水，按揉足三里，揉三阴交，顺摩腹，揉中脘等。

反复呼吸道感染的预防

1. 提倡母乳喂养。因为母乳中所含免疫球蛋白 A 能抵抗细菌、病毒的侵袭，对预防呼吸道感染有独特的功效。

2. 生活要有规律，保证孩子充足睡眠和户外活动，有计划地参加各种体育锻炼，增强体质。中医上讲，要想小儿安，三分饥和寒，不要给孩子吃得过饱，穿得过多。

3. 流感流行季节，不要带孩子到公共场所去，不要让孩子接触已感染的儿童和成人。没有禁忌证的儿童要考虑接种流感疫苗。

4. 营养摄取要全面均衡，荤素要合理搭配，适量吃水果与新鲜蔬菜，不能偏食，少吃零食，不要食用冷藏的食品，多喝白开水。

5. 中医药预防调理。小儿推拿、中药口服、佩戴中药香包、三伏三九贴敷调理等，多方面综合调理，全面增强宝宝抵抗力。

6. 中药药浴调理。适用于反复呼吸道感染非急性感染期的气虚质、阴虚质、阳虚质、痰湿质、特禀质的儿童。

第十三章

认识肿瘤

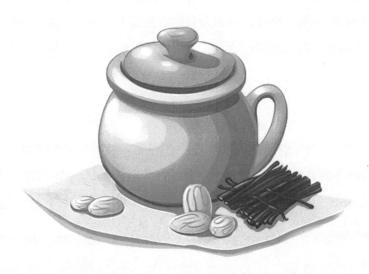

什么是肿瘤？

近年来，恶性肿瘤的发病率呈上升趋势，据有关数据显示，我国居民恶性肿瘤死亡率比 70 年代中期增加了 83.1%。随着社会经济发展、人民生活水平提高、饮食结构改变，以及人口老龄化、城市化，恶性肿瘤已经成为目前全世界主要死亡原因之一，成为危害人类生命健康、制约社会经济发展的一大类疾病。

肿瘤是怎样发生的？

人体内正常的细胞在众多内部因素（包括遗传、内分泌失调、营养不良、紧张等）和外部因素的长期作用下发生了质的改变，从而具有了过度生长的能力，形成了肿瘤。在我国，每天有 10 000 人确诊癌症，每 6 个人中就会有 1 个人死于癌症。70% 的肿瘤患者在确诊时已经是晚期或已经发生了远处转移，失去了手术治疗的机会。

肿瘤预防及治疗现状

大部分早期患者五年生存率能达到 90% 以上，世界卫生组织认为：①1/3 的癌症可以预防；②1/3 的癌症可以早期发现并治愈③1/3 的癌症患者可以通过有效的治疗减轻痛苦，延长生命，提高生活质量，部分患者有望治愈。所以，其实癌症不等于死亡，关键在于预防。那么，什么是肿瘤三级预防？

1. 一级预防

又称为病因预防或初级预防，主要是针对致病因子（危险因子）采取的措施，也是预防疾病发生和消灭疾病的根本措施。致病因素主要为致癌因子，如①吸烟；②食物烹调中产生的热裂解产物；③致癌药物；④霉菌类微生物；⑤紫外线及遗传等因素。

2. 二级预防

又称为"三早"预防，即早发现、早诊断、早治疗，它是发病早期所进行的阻止病程进展、预防蔓延或减缓发展的主要措施。要做到：①45 岁以上是癌症高发年龄，此年龄段人群应保证至少每年一次胸透（胸部 CT）、全腹 B 超及肿瘤标志物等项目的检查；②35 岁以后应该保证至少每年体检 1 次，有条件最好半年 1 次；③乙肝、丙肝、萎缩性胃炎、胃溃疡、胃息肉，肠道息肉等慢性病患者，在积极治疗、控制慢性病的同时，应保证每半年 1 次相关项目检查；④有癌症家族史者，应保证至少每年 1 次对应项目体检。

3. 三级预防

主要为对症治疗。防止病情恶化，减少疾病的不良反应，防止复发、转移。在这一阶段，积极且正规的抗肿瘤治疗尤为关键。随着科研及临床研究手段的完善，抗肿瘤治疗手段也愈发丰富，为广大肿瘤患者带来了福音。目前临床使用的抗肿瘤治疗手段包括手术、放化疗、靶向、免疫等。但在治疗过程中伴随的"不分敌我"的不良反应，也给肿瘤患者的治疗带来了巨大的，甚至可能是致命的威胁。

传统医学是如何看待肿瘤的呢？

从中医的角度来讲，肿瘤的产生一方面是由于人体正气亏虚；另一方面是由于外邪侵袭或者情志不畅导致人体气血不通，经络阻滞、痰浊瘀血壅滞体内的病产物不断累积。正气不足是肿瘤形成的根本原因，邪气踞之是肿瘤形成的基本条件，扶养和保护正气、避免和减少外邪侵入、阻止和消除内邪的产生是其预防和治疗的重要环节。

1. 预防肿瘤，调整饮食结构，合理膳食，不过饥、过饱，然后节制摄入肥甘厚腻的食物。

2. 劳逸有度，不能过劳，也不能过逸，过分的安逸会造成气血运行不畅。

3. 调畅情志，避免过度的精神刺激和创伤，保持积极向上、乐观豁达的态度，这对于预防肿瘤也同样具有重要意义。

中医治疗肿瘤简单、方便、廉价、副作用小，患者容易接受。中药能有效防范肿瘤发展，调节免疫力，增强抵抗力，减少并发症和继发症。应用中医药治疗肿瘤不仅能改善肿瘤患者的临床症状、体征，还能延长生存期、降低术后复发率，与化疗配合减毒增效，使带瘤生存在临床中取得可喜进展。

肺癌的辨证论治

肺癌是起源于支气管黏膜或腺体的肿瘤。2010 年统计，肺癌死亡率占我国恶性肿瘤死亡率的第 1 位。吸烟为首要致癌因素，患肺癌的危险性随戒烟时间的延长而降低，被动吸烟者危险性增加 50%。肺癌主要表现为阵发性刺激性干咳、咳血痰、胸痛、发热、气促等。有吸烟史并且吸烟指数大于 400 支 / 年、高危职业接触史（如接触石棉），肺癌家族史等、年龄在 45 岁以上者是肺癌的高危人群，应该定期体检相关项目以达到早发现、早诊断、早治疗的目的。目前肺癌的治疗仍以手术治疗、放射治疗和药物治疗为主。传统医学在肺癌的治疗上也取得了突出进展，已经发现很多中药中含有的皂苷、多糖、挥发油及生物碱成分对肺癌进展有干预作用，目前有大量中药有效成分提取物应用于肿瘤治疗中，如苦参注射液、鸦胆子油乳注射液、康艾注射液、参芪扶正注射液等，在肿瘤术后、放疗后、化疗后或者晚期肿瘤姑息治疗中均起到了减毒增效、杀伤肿瘤细胞、提高人体免疫力等作用。中医治疗肺癌，根据每个人体质不同，采用不一样的药方。

1.肺气虚型。主要表现为咳嗽、气喘、咳痰、食少、腹胀、便溏等。经常应用六君子汤加减。

2.痰湿内阻型。患者会出现声音嘶哑、胸闷、咳嗽、痰多。可以采用二陈汤合三子养亲汤加减。

3.气滞血瘀型。患者会出现心烦、大便干燥、失眠、面色晦暗。可以使用血府逐瘀汤加减，适合中晚期的患者。

4.气阴两虚型。主要症状是乏力、气短、盗汗、尿少。可以使用沙参麦冬汤加减。

胃癌的辨证论治

胃癌是我国最常见的恶性肿瘤之一，有研究显示，幽门螺杆菌感染、不良饮食习惯、吸烟，以及宿主的遗传易感性是影响胃癌发生的主要因素。胃癌缺乏特异性临床症状，早期常无症状。常见的临床症状有上腹部不适或疼痛、食欲减退、消瘦、乏力、恶心、呕吐、呕血或黑便、腹泻、便秘等。胃镜是确诊胃癌的必要检查手段。

胃癌应当采取综合治疗的原则，即根据肿瘤的病理学类型及临床分期，结合患者的一般状况和器官功能状态，达到根治或最大幅度控制肿瘤、延长患者生存期、改善患者生活质量的目的。大量研究表明，中药内服及外用在胃癌的治疗中取得了惊人的疗效，而且中医药治疗晚期患者不仅能改善患者临床症状，还能延长生存期，提高患者生活质量。目前临床中胃癌常用中成药注射液有艾迪注射液、鸦胆子油乳注射液、康莱特注射液等。临床中胃癌常用中药组方如下。

1. 脾虚痰湿型。患者有倦怠乏力，肢体困重，恶心呕吐，食欲减退，大便溏泄，头重如裹，脘腹胀满等症状。常用处方人参健脾片、理中丸等。

2. 气血两虚型。患者有脘腹隐痛或胀痛，面色苍白无华，身困乏力，心悸气短，头晕目眩，上腹包块明显等症状。常用处方四君子汤或是补中益气汤。

3. 气结伤阴型。患者有胃脘部灼热胀满，食欲很差，急躁，胸闷，胁痛，口干舌燥，便秘等症状，多见于胃癌晚期。常用处方行气消癌汤。

肝癌的中医药治疗

原发性肝癌是常见恶性肿瘤，起病隐匿，早期没有症状，进展迅速，治疗困难，预后差，生存期短，严重威胁人民群众身体健康和生命安全。

我国肝癌的病因主要为病毒感染、黄曲霉毒素污染、长期酗酒及农村饮水蓝绿藻类毒素污染等。早期诊断对于提高肝癌生存率非常重要，因此十分强调早期筛查及检测。对于 ≥ 40 岁男性或 ≥ 50 岁女性，具有 HBV 及 HCV 感染、嗜酒、合并糖尿病及有肝癌家族史的高危人群，宜每隔 6 个月进行一次检查。

肝癌主要表现为上腹部闷胀、腹痛、乏力及食欲不振等慢性肝病表现。肝癌的治疗主要为手术、射频消融术、肝动脉介入栓塞术、分子靶向治疗、放射治疗等。中医药治疗已广泛用于肝癌临床治疗中，我国已有大量现代中药制剂应用于临床，如西黄丸、华蟾素片、复方斑蝥胶囊、鳖甲煎丸、消癌平片等药物。同时，中医药在抑制术后免疫力下降、减轻放化疗不良反应方面取得了巨大进展，我院院内制剂——芪藤养血胶囊在缓解术后贫血、放化疗后白细胞下降上取得了惊人效果，受到广大肿瘤患者一致好评。

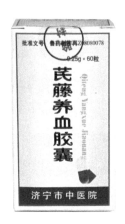

结肠癌的辨证论治

结肠癌是我国最常见的消化道肿瘤之一。发病原因尚未完全阐明，考虑与环境及内在因素有关。主要表现为不明原因的贫血、乏力、消瘦、低热等。

年龄在40岁以上，有以下任一表现者应列为高危人群。①一级亲属有结肠癌病史者；②有癌症史或肠道腺瘤、息肉史者；③大便隐血试验阳性者；④以下5种表现中具有2项以上者：黏液血便、慢性腹泻、慢性便秘、慢性阑尾炎、精神创伤史。

临床上一般采取以手术为主的综合治疗。合理利用现有治疗手段，以期最大限度根治肿瘤、保护脏器功能和改善患者生活质量。根据中医的辨证论治，以下组方应用于临床。

1. 黏液脓血便，里急后重，肛门灼热，舌红，苔黄腻，脉滑数。方药：槐角散。

2. 腹痛喜温喜按，腹内结块，下利清谷或五更泄泻，或大便带血，少气无力，畏寒肢冷，舌淡苔白边有齿痕，脉沉细弱。方药：附子理中汤＋四神丸。

什么是乳腺癌？

乳腺癌是女性常见的恶性肿瘤之一，发病率位居女性恶性肿瘤首位，严重危害女性身心健康。目前采用综合治疗手段，乳腺癌已经成为疗效最佳的实体肿瘤之一。根据肿瘤的生物学行为和患者身体状况，联合运用多种治疗手段，以期提高疗效和改善患者生活质量，目前乳腺癌的治疗主要包括手术、放疗、化疗、内分泌治疗、靶向治疗等。乳腺癌患者治疗效果较好，生存周期长，我国传统医学在乳腺癌治疗中的优势主要是降低术后及放化、疗后的不良反应。目前已经有大量中成药物应用于放化疗后的不良反应治疗中，比如十一味参芪片、西黄丸、小金丸等，且临床表现突出。可以使用中药内服＋理疗方式，效果尤为突出。

第十四章

未病先防，中医特色治未病

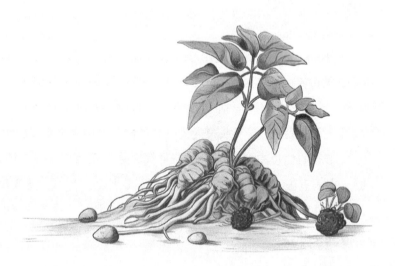

什么是肥胖？

肥胖的定义

肥胖是由多种因素引起的人体内脂肪体积、数量增加，使体内脂肪量占体重的比重增大，并使局部形成脂肪堆积。单纯性肥胖常伴有家族史，但无明显内分泌与代谢性疾病。

判定肥胖的标准

肥胖症是一组常见的代谢症候群，可用体重指数（BMI）来衡量。体重指数是用体重公斤数除以身高米数平方得出的数字。体重指数 18 ～ 24 为正常体重，体重指数 24 ～ 28 为超重，体重指数大于 28 为肥胖。如无明显病因可寻者称为单纯性肥胖，具有明确病因者称为继发性肥胖。

肥胖的病因有哪些？

中医认为，肥胖多是由于先天禀赋、过度饮食、喜食甘甜油腻食物或者缺乏体力活动、情志失调等，使脾虚失于健运、酿成痰湿，气机运行不畅，血行瘀滞，导致体内膏脂堆积过多，体重超过一定范围，多伴有头晕乏力、神疲懒言、倦怠嗜睡等症状。

肥胖的病位主要在脾胃，与肾气虚衰关系密切，并可涉及五脏，本病有虚、实之不同，总体上为实多虚少，"实"主要为痰湿、痰热、气郁、血瘀，"虚"主要是脾气亏虚、肾气亏虚或脾肾两虚，也有脾肾阳气不足而兼见心、肺气虚或肝胆疏泄失调者。

肥胖的不同分型

中医肥胖的分型

1.脾虚湿困型：主要表现是肥胖水肿，疲乏无力，肢体困重，尿少，纳差，腹满。舌淡苔薄腻，脉沉细。

2.胃热湿困型：主要表现是头胀头晕，消谷善饥，肢体困倦无力，口渴喜饮。舌苔腻微黄，脉滑数。

3.肝郁气带型：主要表现是胸胁苦满，胃脘痞满，月经不调或闭经，失眠多梦。舌质色暗，苔薄，脉细弦。

4.脾肾两虚型：主要表现是疲乏无力，腰酸腿软，阳痿阴冷。舌淡苔薄，脉细无力。

5.阴虚内热型：主要表现是头昏、头胀，腰痛酸软，五心烦热。舌尖红，苔薄，脉细数。

肥胖导致的后果有哪些？

1.皮下脂肪多，容易引起高脂血症。

2.易引起血糖过高，导致糖尿病。

3.高尿酸血症。

4.肥胖对女性、男性的生育功能都有负面影响，容易引起不孕不育。

5.肥胖患者容易打鼾，造成慢性的长期的缺氧。

6.肥胖患者手术后伤口，不容易愈合，容易感染、容易脂肪液化。

7.肥胖患者心肺的负担比非肥胖患者重，易得心肺方面的疾病。

8.肥胖患者容易出现骨质疏松、内分泌紊乱成异常等。

9.体重过大会造成骨关节发生退行性病变，引起骨关节病。

中医治疗肥胖

中医如何减肥？

中医治病强调预防，未病先防，既病防变，遵循整体观的原则，联系自然环境、社会环境等因素，临床辨证论治、个性化诊疗。中医疗法主要分为针灸疗法和中药疗法，另外还有可以提高机体免疫力、改善身体机能的传统功法。

我院结合临床观察，运用穴位埋线、拔罐、中药代茶饮独创中医特色三联减肥疗法。

1.穴位埋线

（1）穴位选择：天枢（双）、中脘、水分、气海、水道、带脉（双）、足三里（双）、丰隆（双）、曲池（双）、胃俞（双）、大肠俞（双）。

（2）针刺操作：令患者先取仰卧位，埋线背部时取俯卧位，操作者双手消毒，戴无菌手套，以穴位为中心半径3厘米的区域用碘伏进行消毒。然后操作者取长度1厘米左右的外科缝合线放入埋线针管尖端，在体表找准穴位，快速进针达到适当深度使患者出现针感后，推动针芯，将埋线针管内的外科缝合线埋入穴位内。出针后用医用棉签或无菌纱布按压数分钟，至不出血即可。埋线后24小时避免剧烈活动，埋线部位避免与水接触。

（3）疗程：每周埋线1次，4次为1个疗程，1个疗程结束后暂停1周，共治疗3个疗程。

埋线疗法融合了针刺、埋针、行针等，且治疗时间间隔较长，更适合生活节奏比较快的人，具有疏通经络、调整阴阳、扶正祛邪的作用，同时操作相对安全、无副作用，是治疗单纯性肥胖的重要手段。

2. 中药代茶饮

（1）茵陈减肥茶：原料：茵陈、金樱子、草决明、山楂、荷叶各等份。用法：将上述原料混合，每次取 3～6 克，每日代茶饮。功效：疏肝理气，清热利湿，降脂减肥。

（2）山楂菊花茶：原料：山楂片、决明子各 15 克，菊花 6 克。用法：将上述原料放入杯内，每日代茶饮。功效：平肝清热，消积化瘀。

（3）枸杞茶：原料：枸杞子 30 克。用法：开水冲泡，每日代茶饮。功效：滋肝肾，降脂肪。主治肥胖症。

（4）山药决明散：原料：山药 30 克，决明子 30 克。用法：将上述原料放入杯内，每次取 5 克，每日代茶饮。功效：补气健脾，利水消脂。

（5）健身降脂茶：原料：制何首乌、泽泻、丹参、绿茶各 10 克。用法：将上述原料放入杯内，取之冲泡即可饮。每日代茶饮用。功效：活血利湿，降脂减肥。适用于高脂血症及肥胖症患者。

3. 拔罐法

（1）背部拔罐

取相应背部腧穴，在穴位上留罐 10～15 分钟，可以达到散热排湿气的效果，每周次数不要过多，2～3 次就好。

（2）腹部拔罐

取局部腧穴，在穴位上留罐 10～15 分钟，每周 2～3 次，可以达到祛除脂肪的效果。

（3）四肢拔罐

取局部腧穴，将火罐停留在穴位 15 分钟左右，有利于疏通经络。

减肥的其他疗法有哪些？

1. 饮食疗法

饮食疗法是单纯性肥胖患者可采取的最简便的减重方法，最主要的是艰制高热量、高糖、高脂肪食物摄入。因此，单纯性肥胖患者在减重期间应以鱼、肉、豆类等优质蛋白为主要摄入，控制碳水化合物摄入；食物搭配中，应该粗杂粮混食，增加富含膳食纤维的蔬菜和水果，尽量少食零食，避免高热量和高糖食物摄入。食物宜以蒸、煮、炖、拌、卤等少油烹调方式为主，从而减少用油量；单纯性肥胖患者进食量减少时，较常人更容易有饥饿感，此时应注意增加进餐次数，食用有饱腹感且低热量的蔬菜或水果，如黄瓜或小番茄。

2. 运动疗法

运动疗法是通过增快能量的消耗进行减肥，能量的消耗伴随着脂肪的燃烧和减少。运动疗法更多指的是有氧运动，有氧运动能够加快能量消耗及脂肪燃烧，且长时间的有氧运动可以增加机体的基础代谢率。因此，我们选择运动疗法进行减重时，慢跑、爬山、游泳等都是有效手段。

3. 西医药物疗法

当前被美国食品药品监督管理局批准的减肥药物有 5 种，包括奥利司他、氯卡色林、芬特明 – 托吡酯复方片剂、纳曲酮 / 安非他酮复方片剂和利拉鲁肽。而奥利司他是我国药品监督管理局批准的治疗肥胖的药物，它是一种胃肠道脂肪酶抑制剂，可以抑制脂肪被水解，进而阻止脂肪的吸收，从而减少热量摄入，达到治疗目的。主要副作用有胃肠胀气、排脂肪便或者频繁大便等。另外，利拉鲁肽是降糖药的一种，因其可以调控胰岛素分泌、减慢胃排空速度、抑制食欲、增强饱胀感，所以也用于治疗肥胖。

4. 手术治疗

当肥胖症患者饮食管理、运动干预、药物治疗等效果均不明显或产生严重并发症时，可考虑进行手术治疗。主要的手术方式有空肠回肠旁路术、胃旁路术、腔内垂直胃成形术、可调节性胃束带术、胆胰分流术、袖状胃切除术。近年来评判减肥手术疗效的指标不单单是达到减肥成效，还需要对并发症有治疗成效，或者使并发症得到缓解。

如何预防肥胖？

1. 要控制饮食、合理膳食、合理搭配饮食。

2. 要坚持适当运动。

3. 要心理重视。要有减肥的毅力，只有真正意识到肥胖的危害了，才有可能减重成功。有遗传因素的人群更要注意控制好体重，要有正确的意识和减肥的决心。

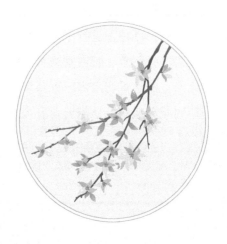

第十五章

面瘫可以这样做

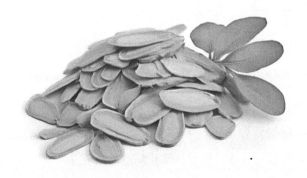

说说面瘫那些事儿

什么是面瘫？

突然出现面部一侧的板滞，麻木，口角向一侧歪斜，喝水时出现口角漏水，患侧眼睑不能闭合，流泪，患侧耳后、耳周或耳内有疼痛感，患侧不能作鼓腮、漏齿、皱额、蹙眉等动作。西医称作特发性面神经麻痹。

面瘫的发病原因是什么？

一年四季均可发病，春秋多见，其发病多与受寒（抵抗力下降）或病毒感染有关。

出现面瘫需要做什么检查？

可做颅脑 CT 或 MRI 检查，以排除颅脑疾病引起的面瘫。急性期过后可行面神经肌电图检查，检测面神经损害程度，从而判断后期恢复程度。

面瘫不要慌，中医助恢复

面瘫可以自愈吗？

轻症面瘫可以自愈。大部分面瘫较重，一般很难自愈，需要及时到正规医院就诊及治疗，防止后遗症的发生。

面瘫需要多长时间能恢复？

一般在临床上按时间分期。

发病 15 天以内称作急性期。患者常首先发现鼓腮、进食、饮水时有漏气、漏水之象，抬头纹、鼻唇沟未完全消失。在急性期结束之后，临床可通过肌电图测定面神经的损伤程度，判断面瘫康复情况。

发病 16 天至 6 个月称作恢复期。通过治疗，患者病情得到控制并趋于恢复，一旦面部肌肉有微小活动，即说明病情已向好的方向发展，面神经已从麻痹状态下开始恢复，这一时期，面肌肌力开始恢复，但是程度较轻微。

发病 6 个月以上称为联动期和痉挛期。

急性期病情有可能进一步加重，病情稳定后尚可开始恢复。发病后积极治疗，大多数患者 1 个月左右就可以恢复正常功能。如果面神经损伤较重，则恢复就会较慢，病程就会变长，但发病 6 个月以内的患者，通过积极正规的治疗，还是可以改善症状，从而达到治愈目的。

出现口角歪斜症状后看中医还是看西医？

看中医更有优势。西医只是针对早期的神经炎症给予抗炎、抗病毒治疗。而中医不仅能针对早期的神经炎症结合西医的治疗方案，还能通过针灸、中药、艾灸等治疗及时恢复面神经的功能，缩短病程，更能减少后遗症的发生。

中医将面瘫分为哪些证型？各有什么特点？

1.风寒袭络证：突然口眼歪斜，面部有紧绷感，迎风流泪，畏风无汗，兼见面部受寒史，舌淡，苔薄白，脉浮紧。

2.风热袭络证：突然口眼歪斜，面部松弛无力，或咽喉疼痛，耳鸣，继发于感冒发热，舌红，苔黄腻，脉浮数。

3.风痰阻络证：突然口眼歪斜，头重如蒙，胸闷，或呕吐痰涎，舌胖大，苔白腻，脉弦滑。

4.气虚血瘀证：口眼歪斜，日久不愈，面肌时有抽搐，舌淡紫，苔薄白，脉细涩或细弱。

5. 肝胆湿热证：口眼歪斜，伴面颊后、腮颊肿痛，耳后乳突疼痛，听觉过敏或偏头痛，口苦咽干，舌红苔黄，脉弦数。

中医对面瘫的特色治疗方法都有什么？

1. 辨证口服中药汤剂

（1）风寒袭络证。治法：祛风散寒，温经通络。方药：麻黄附子细辛汤加减。

（2）风热袭络证。治法：疏风清热，活血通络。方药：大秦艽汤加减。

（3）风痰阻络证。治法：祛风化痰，通络止痉。方药：牵正散加减。

（4）气虚血瘀证。治法：益气养血，活血通络。方药：芪归川芎丸。

（5）肝胆湿热证。治法：清利湿热，通络止痉。方药：龙胆泻肝汤加减。

2. 根据不同的分期，使用不同的治疗方法

（1）急性期。

治则祛风通络，疏调经筋。

针刺法：主穴：翳风、头维、太阳、阳白、地仓、颊车、合谷等。

配穴：结合证型辨证，配用相应的穴位。

针灸特色治疗方法：刺络拔罐放血法，能快速消除面神经水肿，缩短病程，使面瘫尽快恢复。

（2）恢复期。

治则：活血化瘀，补益脾胃。

针刺法：主穴：阳白、颧髎、地仓、颊车、合谷、足三里、三阴交等。

配穴：结合证型辨证，配用相应的穴位。

电针疗法：选取面部针刺腧穴 4 ～ 6 穴，连接电针，以局部肌肉微微跳动、患者可耐受为度。

（3）联动期和痉挛期。

治法：安神定志 益气活血。

针刺法：主穴：百会、神庭、阳白、地仓、颊车、气海、中脘、合谷、足三里、三阴交等。

配穴：根据不同的症状表现，加用不同的穴位及使用不同的针刺手法。

灸法：①温和灸：选取患侧太阳、翳风、阳白等穴位，每次施灸约 20 分钟，每日 1 次。

②隔姜灸：针对恢复较慢者，我院采用面部隔姜灸，效果独特，每次 15 分钟，每日 1 次。

拔罐：选取患侧面肌，运用闪罐疗法，以患者面部穴位处皮肤潮红为度，每日 1 次，每周治疗 3 ～ 5 次，疗程视病情而定。

穴位注射：选取患侧面部腧穴，可用甲钴胺注射液 500 μg 穴位注射，每次 1 ～ 2 穴，交替进行。

浮针治疗：根据不同的症状确定患肌，选取进针点，运用扫散手法及针对患肌的不同再灌注动作，促进肌肉功能及神经功能的恢复。

火针治疗：手持火针在酒精灯上烧热，待针尖呈赤红状态时，快速刺入面部穴位，然后快速拔出的一种方式，具有温经通络的作用。

预防面瘫再发生

面瘫后的注意事项

1.注意避风寒，可戴围脖或口罩保暖，风大时注意防护。

2.注意饮食，避免进食过于辛辣、油腻的食物，防止对面神经造成刺激，延缓面神经的恢复。味觉障碍者入口食物冷热适度，以防口腔黏膜烫伤。注意口腔卫生，及时清除口腔滞留食物，预防口腔感染。

3.避免角膜感染，白天可使用滴眼液或佩戴墨镜进行防护。

4.发病10天以后进行患侧面部温湿毛巾热敷，水温为 $50 \sim 60 ℃$，每日 $3 \sim 4$ 次，每次 $15 \sim 20$ 分钟，以改善血液循环。

5.为了促进肌肉力量恢复，可尝试做一些面部保健，比如对着镜子做皱眉、闭眼、"吹口哨"、"两腮鼓气"、"嚼口香糖"。

6.合理锻炼，促进恢复

（1）抬眉训练：尽力将患侧眉毛向上抬起。主要依靠枕额肌额腹完成。

（2）闭眼训练：用力使眼裂闭合。主要依靠眼轮匝肌的运动完成。

（3）耸鼻训练：向上牵拉鼻部皮肤。主要依靠提上唇肌及鼻肌的运动完成。

（4）示齿训练：做龇牙状，口角向侧方移动。主要依靠颧大肌、颧小肌、提口角肌及笑肌的运动完成。

（5）努嘴训练：用力收缩口唇并向前努嘴。主要依靠口轮匝肌运动来完成。

（6）鼓腮训练：双唇尽力紧闭，使双侧颊部充气呈膨胀状。主要依靠口轮匝肌及颊肌运动来完成。

以上训练可以自己面对镜子完成，肌肉无力时可以用手指辅助练习，肌力达Ⅲ级时主动练习，肌力Ⅳ级时用手指施加阻力练习。

如何预防面瘫？

1. 增强抵抗力：不同年龄、不同体质的人可选择不同锻炼项目，如散步、跑步、体操、打太极拳、爬山等，以增强体质，提高抗病能力。

2. 预防感冒：过度劳累和病毒性感冒容易导致面部神经肿胀、受压、损害，从而引起面瘫。

3. 注重身心健康：保持良好心情，避免焦虑、抑郁情绪。

4. 避免受凉：冬春寒冷注意头面部保暖，夏秋燥热避免空调、风扇直吹面部。若夜晚风大，入睡前需确保门窗关闭。

面瘫会反复吗？

面瘫治愈后有再次发病的可能。部分患者存在先天性面神经管狭窄，受到不良刺激后会再次发病，所以要注意。

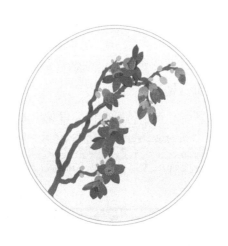

第十六章

注重康复质量，守护患者幸福

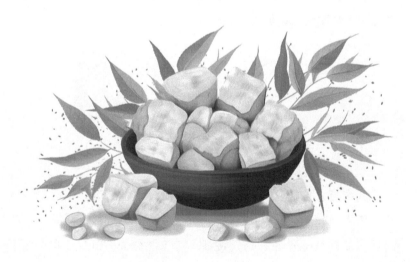

中风的康复

中风后便秘可用摩腹按揉法

中风后的患者常常会出现便秘或大便困难。形成原因有很多，诸如进食量过少、吃进去的食物过于精细、卧床时间过久、运动量不足、肠蠕动慢、不适应床上排便等均是。中风后便秘常常被忽视，总被认为不是什么大事，但事实上并非如此。它常常带来一系列问题，直接影响着整体康复计划的实施，甚至能引起中风再发。如何用推拿手法治疗呢？

首先是摩腹。用食指、中指、无名指、小指的指面或掌面附着于患者腹部，以肚脐为中心顺时针摩腹，每天2次，每次10分钟。该动作简单易行，应鼓励患者自己完成，同时要求注意力集中。顺时针摩腹可以促进胃肠蠕动。

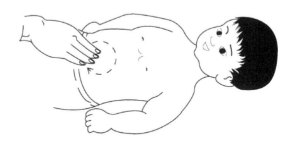

其次是穴位按揉。用拇指指腹按压天枢、支沟、足三里等穴位，用力由轻到重，持续不断，使压力渗透于深部，同时配合顺时针的旋转揉动动作。每穴按揉不少于2分钟，每日2次；向下推搓骶尾部，10～20次为宜，每日1次。按揉这些穴位能增强胃动力，促进肠道蠕动，治疗便秘、腹胀等。

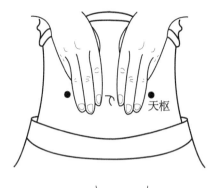

天枢取穴：人体中腹部，肚脐向左、右三指宽处。

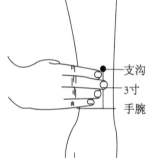

支沟取穴：人体前臂背侧，阳池与肘尖的连线上，腕背横纹上3寸，尺骨与桡骨之间。

　　再就是推腰骶尾部。用食指、中指、无名指、小指的指面或掌面附着于患者的腰骶部，由上而下沿着腰椎、骶骨、尾骨及两侧，做缓慢的单向直线的下推运动。用力要均匀，始终如一。每次20遍，每天2次。如果患者自己能够完成的话，应积极给予鼓励。从上向下推骶尾部能泻热通便。

　　另外，排便的姿势也很重要。长时间卧床的患者习惯于在床上排便，这很容易造成排便困难。在病情允许的情况下，应尽早进行床到轮椅、轮椅到马桶的转移。排便时尽量坐在马桶或坐便椅上，利用重力帮助排便。

　　同时嘱患者在饮食上要注意多饮水，增加新鲜蔬菜、水果，如菠菜、胡萝卜、苹果、香蕉等的摄入，少食辛辣燥热之品。

艾灸肚脐改善中风后倦怠乏力

患者患病后经常感到倦怠乏力，无精打采，不积极主动地配合锻炼。这往往被家属认作是懒惰，经常受到指责。有的患者明明具有吃饭、穿衣等日常生活的能力，但就是因为疲劳而不自己去做，完全依赖他人，更有甚者连话都懒得说。

这种情况除了服用中药，还可以施行灸法。灸法是在我国民间流行最广的一种保健养生和防治疾病的方法。具体的灸法很多，常用的有艾炷灸、艾条灸、温针灸、温灸器灸等。

我们治疗中风后倦怠乏力的患者多用肚脐悬灸。此法属于艾条灸的一种，也称温和灸。就是将艾条的一端点燃，对准肚脐部位，间隔一定的距离，左右活动进行熏烤，以患者感到局部温热但又不感到疼痛为度。若患者感觉迟钝或意识障碍，操作者可将食指、中指分别放在患者肚脐两侧，通过手指的感觉控制热度，以便随时调节距离，避免烫伤。每次 30 分钟，每日 2 次。

也可以运用艾灸盒做肚脐悬灸或者葫芦灸。若患者感觉迟钝或意识障碍，在艾灸过程中要随时注意查看皮肤，避免烫伤。

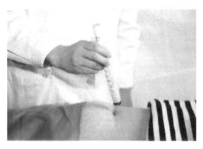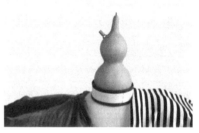

肚脐灸具有大补元气的作用，可以使人体真气充盈、精神饱满、体力充沛、轻身延年。现代研究证明，肚脐灸可以提高人体

的免疫能力，增强机体的防病抗病能力。

舌三针治疗中风后吞咽障碍

中风后吞咽障碍不仅限于急性期，在疾病恢复期，乃至到了功能维持期，仍有不少患者存在着吞咽功能障碍。这给患者带来巨大痛苦和风险，家属照顾也徒增诸多困难。而且，如果不及时进行治疗，咽部肌肉会出现萎缩或痉挛，从口中进食的希望就越来越小，以至于营养不良、体重下降，甚至面临吸入性肺炎或死亡的威胁。

我们在临床上常常使用"舌三针"疗法。所谓舌三针，就是针刺位于下颌的三个穴位。第一针是廉泉穴，位于颈部前正中线的喉结上，舌骨体上缘中点凹陷处。其左右两旁各 0.8 寸处分别为第二针和第三针。每次留针 30 分钟，每日 1 次。

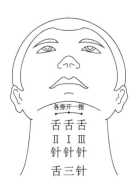

舌三针具有柔舌通经、清利咽喉的作用。可增强舌的运动，提高吞咽功能，同时对于构音障碍性失语也有较好的疗效。

其次，点刺舌面和咽喉壁，隔日 1 次。点刺是针刺手法中的一种，也称速刺法。就是将针快速刺入后立即出针，不留针。针刺部位较浅，时间较短暂。对于改善舌的运动和灵活性具有较好的作用。

另外，可以配合按揉面部肌肉、下颌的廉泉穴及颈部肌肉，每次 3 分钟，每天 3 次。

中风后尿失禁怎么办？

中风后容易发生尿失禁、尿频、尿急，甚者一晚上十几次小便。

1. 灸法：第一是艾灸盒悬灸。将燃烧的艾条固定于艾灸盒上，在脐中上方 1 厘米施灸，以觉得有温热感为度。艾灸过程中注意观察皮肤颜色，避免烫伤。每次灸 15 ～ 30 分钟，每日 1 次。实施这种灸法要注意两点：一是刚吃完饭或空腹不宜灸脐，因为饥饿时艾灸容易出现晕灸，吃饱后灸脐会影响消化吸收而出现腹胀；二是艾灸条不可离脐部太近，否则易烫伤。第二是神阙隔姜灸。姜片上穿刺数孔，覆盖于脐上，点燃艾条在姜片上啄灸，以感到温热且舒适为度。每次灸 15 ～ 20 分钟，每周 4 次。第三是"啄灸"。艾条的一端点燃后，将点燃端对准施灸部位，采用类似麻雀啄食般的一起一落、忽近忽远的手法施灸，让患者有忽热忽冷的交替刺激感。隔姜灸采用啄灸，更有利于发挥生姜的辛温治疗作用。

2. 经颅磁刺激：每次 20 分钟，调节神经兴奋性。

3. 辨证内服中药治疗。

4. 中药穴位贴敷：益智仁 6 克、乌药 6 克、山药 10 克、覆盆子 10 克等，加工成粉末，用醋调成膏。先清洁脐、双涌泉处的皮肤，取药 1 匙，直径约 1 厘米，置于穴位上，外覆以穴位贴，每次贴敷 6 ～ 8 小时，每晚 1 次，1 周为 1 疗程。中药穴位贴敷可起到脾肾双补，温阳固涩的作用，贴敷期间注意患者有无痒、痛等刺激感觉，一旦出现，立即停止。

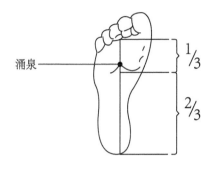

涌泉取穴：位于足前部凹陷处第2、第3趾趾缝纹头端与足跟连线的前1/3处。

中风后睡眠障碍要综合调治

中风后睡眠障碍发生率高达60%，为普通人群睡眠障碍发生率的3倍。而且年龄越大，发生率越高。

从临床上看，中风后睡眠障碍表现形式多种多样。常见表现如下。

1. 失眠：有的表现为入睡困难，躺下后很长时间睡不着，甚至到深夜2点还不能入睡；有的则入睡还可以，但容易醒，睡眠时间短，夜间甚至能醒十几次；还有的是睡眠浅，或者早醒后再难入睡等。

这类患者本人很痛苦，也很能"折腾"家人或陪护人员。一晚上反复多次喝水、排尿，或周身不适，要求捏胳膊、揉腿；白天康复治疗时大多不够配合，精神不集中，情绪不稳定，反复强调自己倦怠无力、疲劳等。

2. 嗜睡：患者整天都处在迷迷糊糊的睡眠中。夜间睡，白天继续睡，做什么都是浑浑沌沌、无精打采。

3. 睡眠倒错：整个白天，无论是做治疗，还是吃饭、休息，总是困意浓浓，昏昏欲睡；但一到晚上就兴奋，不睡或很少睡。有些即使晚间服用镇静催眠药效果都不明显。

4.多梦或幻听、幻视：夜间噩梦频发，经常惊醒，或出现幻听、幻视，有时能将梦境讲的活灵活现，让家人都感到害怕。

无论哪种表现形式，都会造成患者不能以良好的精神状态参与康复训练，而且还会导致家属和护理人员苦不堪言。

对于这类患者，可以根据具体情况选用以下调治方法。

1.针刺治疗：取百会、四神聪、双内关、神门、足三里、三阴交、太冲等，平补平泻法，留针30分钟，每天1次，2周为1个疗程。其中，百会能调节机体的阴阳平衡，通督定痫；四神聪可疏经通络、宁心安神；为关宁心安神、理气止痛；神门镇静解郁、宁心安神；足三里健脾和胃、宁心止悸、益气补虚；三阴交为肝、脾、肾三经交会穴，可滋补肝肾、补养精血；太冲可平肝泄热、舒肝养血。诸穴交替选用，可达到整体调节之目的。

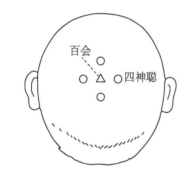

百会取穴：位于头顶正中线与两耳尖连线的交点处。

四神聪取穴：在百会前、后、左、右各旁开1寸处，共有四穴。

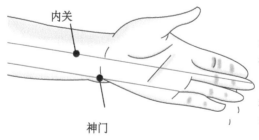

内关取穴：位于手掌面关节横纹的中央，往上约三指宽的中央凹陷处（肌腱内）。

神门取穴：手腕横纹处，从小指延伸下来，到手掌根部末端的凹陷处。

2.灸法：取安眠、神门、内关、三阴交、涌泉，可用温和灸，每次每穴灸20分钟，每日2次。出现潮红时即可停止，睡前灸效果更好。其中，安眠可镇静催眠；涌泉位于足下，为源泉之水，涌出灌溉周身各处，以培肾固本。俗话说，"若要老人安，涌泉常温暖。"

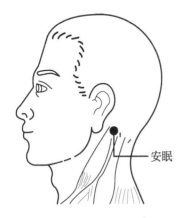

安眠取穴：患者取俯卧位或侧伏位，安眠穴位于项部，当翳风穴和风池穴连线的中点。

安眠

3.耳穴压豆：耳穴，就是分布在耳郭上的穴位。中医学认为，耳与脏腑经络有着密切的关系，人体各部分的生理病理变化都能在耳郭上有所反应，故通过耳穴可以协助诊断和治疗疾病。

耳穴压豆就是将王不留行籽压在选定的耳穴上，给予适当力度的按、压、捏、揉，使其产生酸、麻、胀、痛等刺激感应，以此调治疾病的一种外治方法。治疗睡眠障碍常用的耳穴有神门、皮质下、心、肾上腺、内分泌等。每穴揉按1分钟左右，至局部感觉胀麻、疼痛，或有发热感，但以能忍受为度，每天2次。

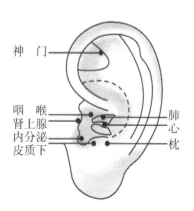

神　门

咽　喉
肾上腺
内分泌
皮质下

肺
心
枕

4. 中药熏洗双足：取川芎 30 克、白芍 20 克、陈皮 20 克、红花 20 克、鸡血藤 15 克，加水 2000 毫升左右，煮开后文火煎 20 分钟，晾至温度适宜，熏洗双脚半小时，每天 1 次，睡前进行。中药熏洗双足可以减轻疲劳、促进睡眠。

5. 推拿疗法：患者取仰卧位，选印堂、神庭、百会、四神聪、太阳，用按揉法，每穴约 30 秒；用指尖摩其前额直至头顶，反复推拿 6 遍；再推捋四肢 6 遍；然后让患者翻身呈俯卧位，自上而下按揉、推捋其脊柱两侧 6 遍；每天 1 次。

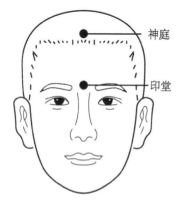

神庭

印堂

神庭取穴：位于人体头部，前发际正中直上 0.5 寸。

印堂取穴：位于人体的面部，两眉头连线中点。

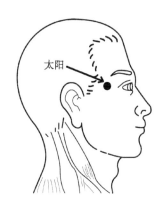

太阳

太阳取穴：位于头部侧面，眉梢与外眼角中间约向后 1 横指处

还可以配合其他的一些治疗方法，如心理疏导、中西药物治疗等。

另外，还要帮助患者改变不良的生活习惯，要求按时作息，积极参与康复训练等。这对于中风后焦虑抑郁而引起的失眠、长期卧床所致的嗜睡、昼夜节律失调而致的睡眠颠倒，以及惊吓所致的多梦易醒尤为重要。

中风后癫痫发作如何处理？

中风后癫痫是指没有癫痫病史，中风后一定时间内出现癫痫发作。癫痫发作可分为小发作和大发作等。小发作时头脑清醒，但控制不住肢体抽动，一般多在数秒或数分钟后自行缓解；大发作以突然意识丧失、昏不知人、两目上视、四肢抽搐、口吐涎沫等为主要表现，多需要紧急救治。癫痫发作可进一步造成脑组织损伤，不利于患者的康复。每大发作 1 次，患者身心需要 3 ～ 5 天才能舒缓下来。

应急措施和注意事项：一旦癫痫发作，要迅速让患者侧卧，或使其头偏向一侧，并将下颌抬起，以利于排出呕吐物，保证呼吸道通畅；不要把手指或筷子塞到患者口中，避免造成咬伤或损伤牙齿；要解开患者身上的衣物，切忌在肢体抽搐时暴力束缚或用力摇晃，以免造成肌肉损伤或骨折。为了减轻中风后癫痫发作的临床症状，或减少发作持续时间，可点压人中、合谷、足三里等穴位。如果发作时间持续超过 5 分钟，应立即拨打救护车送医院救治。

中医治疗本病一般有中药、针灸、穴位埋线等。

1. 针刺：常用腧穴如百会、中脘、气海、关元、足三里（平补平泻）、丰隆、三阴交、丘墟、太冲（泻法）等健脾调肝，理气化痰；照海、申脉温阳止痫（平补平泻）；留针 30 分钟，每天 1 次，每周 5 次，2 周为 1 个疗程，疗程间休息 3 ～ 5 天。

2. 艾灸：金代医学家张洁古发现不同类型的癫痫有昼夜不同时间发作的规律并提出："昼发灸阳陵泉，夜发灸阴陵泉，各二七壮。"；有专家通过动物实验证实，艾灸关元、足三里可以降低大鼠癫痫的发作频率。

3. 穴位埋线：属于中医外治法的一种，常用腧穴如下：丰隆、太冲、百会、大椎、足三里等。研究发现穴位埋线可以调节脑细胞功能，抑制神经元的过度兴奋，调控大脑异常放电频率等。

患者日常生活中的注意事项如下。

应注意保持健康规律的生活，避免过度劳累、睡眠不足、过饥、过饱，以及过度的精神刺激等。忌食过度辛辣和油腻的食品，避免摄入咖啡、浓茶、烈酒等刺激性饮品。谨遵医嘱服用中西药物，不可擅自减量或停药。在临床上经常见到因家属私自减少或停用抗癫痫药造成的癫痫发作的现象。

中风康复治疗与推拿按摩有什么不同？

康复治疗的目的是神经功能重组，常用 Rood、Bobath、PNF 等技术，配合悬吊运动、步态训练，以及其他物理治疗、作业治疗、言语治疗、心理治疗等。强调患者的主观能动性，患者主动参与康复治疗师的治疗及训练。患者积极性与疗效呈正相关系。
而推拿按摩时患者被动接受，推拿的作用是通经活血。

"六位一体神经促通技术"包括哪些项目？

包括针刺（醒脑开窍针刺法、王乐亭针刺法、朱氏头皮针、
火针等）、灸法（葫芦灸、隔物灸、热敏灸等）、药物（中药内服
外用、基础西药）、手法（推拿、康复）、物理治疗（声、光、电、
磁、热等）、康复训练（步态训练、悬吊训练、言语训练等）。

骨科康复

关于骨科康复你需要知道的？

康复医学是现代医学的重要的组成部分，而骨科康复又是康
复医学的重要组成，它在骨骼肌肉疾病的功能恢复中发挥着显著
作用。大量研究证明骨科康复能有效加快患者的康复进程，使其
功能得到改善（预防肌肉萎缩，改善关节活动度等），并有效降
低并发症，显著降低致残率。骨科疾病发生率较高，对自身健康
的危害极大，致残率极高，给社会、家庭造成了极大负担。加强
骨科康复治疗，对恢复患者机体功能，改善其生活质量极为重要，
康复最终目的是回归家庭、回归社会。

什么是骨科康复？

骨科康复是指综合协调地应用各种医学措施，包括中医传统
治疗（如针灸、中药）、物理治疗、运动治疗及医学工程学的手
段，以减少骨科患者的肌肉萎缩、肢体功能障碍及其他并发症，
使其更快、更好地恢复躯体运动功能，提高生活质量，重返社会。
骨科康复的主要内容包括肌力训练、关节功能训练、关节本体感

觉、平衡功能训练、步态训练、神经功能的康复治疗及假肢、矫形器的应用等。

哪些疾病可以进行骨科康复？

骨科康复的内容可分为六大类，包括脊椎及肩周疾病、骨关节病、关节外科、创伤骨科、运动损伤及手足外科，以下列举了一些日常生活中比较常见的骨科疾病。

1. 创伤骨科：髌骨骨折、踝关节骨折、锁骨骨折、肱骨干骨折、尺桡骨骨折、股骨干骨折。

2. 运动损伤：前十字韧带（ACL）及半月板损伤、肩袖损伤与肩脱位、肱骨外上髁炎、髌骨脱位及软骨病。

3. 脊椎及肩周疾病：肩周炎、颈椎病、腰椎间盘突出及下背痛，脊柱侧弯。

4. 骨关节病：骨关节炎、类风湿性关节炎、强直性脊柱炎、骨质疏松。

5. 关节外科：全髋关节置换、全膝关节置换。

6. 手足外科：手部软组织、肌腱神经修复、手部骨折、腕管综合征等。

骨折术后需要做康复吗？

骨折的患者在术后是需要进行康复的。因为骨折患者一般情况下需要长时间固定受伤部位，甚至要卧床休养，以免影响恢复，避免造成二次骨折。因此，在骨折恢复过程中，由于长时间不能活动，有可能会导致受伤部位周围的肌肉萎缩，使得肌肉无力、退化，或者受伤部位周围肌肉粘连而让关节活动受限。所以，骨折稳定后并不意味着完全恢复，此时可能还依然伴随着功能障碍，在骨折术后，应及时尽早进行康复治疗，争取早日恢复功能，重返社会。

骨折术后康复的最佳时间？

一般来说，术后的 4 ～ 6 周，是开始进行康复的最佳时期，骨折术后的 4 ～ 6 周是患者的原始骨痂形成期；6 ～ 8 周是成熟骨痂期，但同时也会出现肌肉萎缩和关节粘连。所以，这段时间是康复介入的最佳时期，这时候患者在康复医生的指导下，进行理疗、针灸等康复疗法对功能的恢复往往有事半功倍的效果，同样，如果康复的时间推迟的越晚，那么关节粘连以及肌肉萎缩的程度也会更严重，恢复起来也相应事倍功半。

骨科康复可以去中医院吗？

可以！而且中医院做骨科康复会更有优势，现在许多中医院都有骨科康复治疗，而且中医院除了有我们常见的物理治疗（电疗、光疗、磁疗、力学疗法）、运动疗法（平衡运动训练、呼吸与耐力训练、肌肉与放松训练、有氧训练）等康复手段外，还运用自己的中医药优势，增加了传统康复疗法（包括针灸、推拿、中药内服和打粉外用，以及民族形式样的体疗五禽戏、八段锦等），这些传统康复疗法可以起到活血化瘀、通络止痛等作用，从而改善血液循环，保证血运正常通行，促进伤口愈合、消除水肿，减少瘢痕粘连，改善关节活动度等作用。所以，中西医结合对骨折术后康复效果更佳。

骨科康复常见的误区？

误区一：对康复治疗的必要性认识不足

很多患者只认识到手术的必要性，认为康复治疗可做可不做，只做手术骨头愈合就如以前一样了，最后导致术后产生关节僵硬、肌腱粘连、韧带挛缩，甚至导致骨性关节炎，影响日常生活能力，错过最佳康复期。

误区二：伤筋动骨一百天？

常听见"伤筋动骨一百天"这种说法，这在一定程度上是有一定道理的，骨骼和软组织的修复大概需要三个月左右，每人年龄、体质不一样，有所差距，但并不是所有的骨伤患者的都是这样，患者体质、年龄、损伤部位、损伤程度以及整体的身体状况都会影响到康复的时间和进度，所以是否愈合要以临床科学为准。

误区三：骨伤恢复要静养？

很多人认为骨伤后要一直躺在床上不动，等骨折处愈合就好了，实际上这是个误区。治疗骨伤的最终目的是恢复正常关节功能，回归社会。所以需要尽早进行康复训练，以促进血液循环、消除肿胀，加速愈合；避免组织粘连、瘢痕形成、肌肉萎缩、关节僵硬等造成的关节活动受限，从而影响生活质量。

误区四：出院后就没事了？

有些患者认为手术治疗出院后就意味着没事了，并没有按照临床医生的要求定期复诊，这样会因为没有得到医生正确的指导而错过康复的最佳时期，进而会使骨骼遗留一些功能性障碍，比如，产生关节活动障碍而导致行动不便，异常步态或姿势力线不对称，最终影响正常生活。

误区五：急于求进，忽视正确的运动训练方法

患者术后的运动训练，特别是早期的运动训练，一定要在康复医生或治疗师的协助监督下，在不影响外伤及手术部位稳定性的原则下进行。由康复医生或运动治疗师根据患者受伤的程度及手术情况，通过专业评估，决定患者的运动训练时间及训练强度、频率。有些患者私自过早或过量进行运动，甚至暴力活动患肢，会导致骨折不愈合或钢板断裂，或其他损伤。

脊髓损伤的康复

脊髓损伤的康复从什么时候开始？

脊髓损伤在不同的阶段康复的需求和功能目标不同，康复的重点也不一样。脊髓损伤的康复治疗应该越早开始越好，目前国际上建议在临床手术后第二天就开始进行康复治疗；非外伤性脊髓损伤（脊髓炎等）病情稳定（10天左右）后就可以进行康复治疗；床边的早期治疗应该更早进行，以预防并发症，如压疮、肺炎、泌尿系感染等。

脊髓损伤的康复治疗有哪些？

1. 物理治疗：包括肌力训练、平衡训练和协调训练；体位和转移训练；减重、减负重训练；站立和步行训练、轮椅训练；中频脉冲电治疗、经颅磁刺激、肌电生物反馈治疗等。

2. 作业治疗：日常生活活动能力训练、文体和作业疗法训练等。

3. 矫形器的应用：包括踝足矫形器、膝踝足矫形器、上肢矫形器等。

4. 心理治疗：患者常伴有焦虑抑郁等心理问题，应及时发现并予以心理疏导。

中医治疗对脊髓损伤的认识及治疗优势

脊髓损伤归属于中医学"痿证"范畴，中医学认为脊髓损伤与肝、脾、肾三脏密切相关。药物治疗多以补益气血、活血化瘀、健脾益肾、养血柔肝、补肾填精为治疗原则。用药方式包括中药内服及外用，通过辨证用药达到治疗效果。本院开展的针灸、电针、穴位贴敷、脐疗、任脉灸、督脉灸、蜡疗等多种治疗方法，调节机体阴阳平衡、疏通脏腑气血、补益脏腑功能等，改善肢体运动、感觉功能，预防及治疗并发症。

脊髓损伤患者的小便功能障碍该如何治疗？

脊髓损伤后的小便功能障碍属于神经源性膀胱，患者常表现为排尿困难、尿潴留、尿失禁等症状。脊髓损伤前期一般以携带尿管为主，随着病情改善，逐渐过渡至间歇性导尿，部分患者也可以自行排尿。目前临床上给予康复训练及口服药物治疗，控制膀胱逼尿肌和尿道，抑制神经源性膀胱兴奋等治疗方法，同时本院还开展以下几种治疗方法。

1. 针灸配合康复训练改善神经源性膀胱症状。针刺选穴以肾经、膀胱经为主。"肾者主水"主要是指肾在调节体内水液平衡方面起着极为重要的作用，肾与膀胱的经脉互为络属，相为表里，膀胱开阖以约束尿液，因此小便功能障碍与肾、膀胱关系密切。针灸时通过对肾经及膀胱经的刺激，调节肾的气化及膀胱开阖，改善小便功能。

2. 经颅磁刺激。经颅磁刺激在实际应用中并不局限于对头颅反射区的刺激，外周神经肌肉同样可以刺激。使用经颅磁可作用于骶神经，刺激骶神经局部，从而恢复骶神经支配区域，改善小便症状。

3. 脐灸，即灸神阙。神阙位于中焦和下焦的分界线上，擅长中下焦疾病；神阙穴是任脉上的要穴，位于脐中。而任脉与督脉相通，灸神阙一方面可以影响督脉以作用于脊髓损伤的病变；另一方面通过艾灸神阙可以直接治疗任脉所主的泌尿系统的疾病。同时根据病情及辨证给予不同药物，改善临床症状。

脊髓损伤后如何预防肌肉萎缩？

1. 被动及主动活动。脊髓损伤后肌肉萎缩属于失用性肌肉萎缩，因此应加强肢体活动，解除制动状态。早期应积极开展直立训练。同时无法主动活动的患者，应给予被动活动，可以主动活动的患者选择抗阻活动。

2. 物理治疗。如中频脉冲电治疗，通过电刺激肌肉收缩来防止肌肉萎缩。

3. 中药及针灸。肾主骨生髓，脾主四肢肌肉，中药汤剂以健脾益肾为法，预防肌肉萎缩。针灸通过穴位的刺激以活血化瘀，增加肌肉的血液供应，肌肉得到充分的营养，起到预防肌肉萎缩之效。

4. 加强饮食营养调整。

脊髓损伤后神经性疼痛有什么康复治疗方法？

神经性疼痛属脊髓损伤后常见并发症，除早期应用激素性药物、脱水治疗及口服止痛药物外，还有以下治疗方法。

1. 中频脉冲电治疗。促进血液及淋巴循环，减轻疼痛。

2. 经颅磁刺激。通过调节大脑皮层兴奋性，改善大脑局部血流及代谢、激活疼痛环路，起到止痛作用。

3. 督灸。脊柱为督脉所过，脊髓损伤提示督脉受损，经络所过之处，气血不通、不荣均可导致疼痛。而督脉与任、冲二脉均有联系，可调节全身气血。通过督灸调节督脉气血，可减轻脊髓损伤后神经性疼痛。

脊髓损伤患者的护理注意事项有哪些？

脊髓损伤患者日常生活能力下降，因此家属的护理显得尤为重要。如果出现发热、压疮不缓解、明显咳嗽咳痰、呼吸困难、严重低血压等问题应停止居家康复，及时就医。

1. 嘱患者多饮水。尿路感染为脊髓损伤患者常见并发症，应多饮水，避免尿路感染的反复发生。

2.勤翻身及拍背。勤翻身预防压疮，至少 2 小时翻身一次。勤拍背，长期卧床的患者有发生坠积性肺炎的风险，应积极翻身拍背，同时可让患者配合呼吸训练，改善肺功能。

3.给予被动活动。积极的被动活动可以预防下肢静脉血栓，防止肌肉萎缩及关节的挛缩。

4.积极的心理疏导。

脊髓损伤患者如何选择轮椅？

脊髓损伤后，截瘫的大部分患者通过使用普通轮椅基本可以满足生活的需要，轮椅的扶手和脚踏板最好选用可拆卸的款式。如果生活环境的路面状况比较好，可选用实心轮胎以提高速度，并配合较厚的坐垫来防震。

四肢瘫的患者选择轮椅，在第 4 颈椎或以上脊髓损伤的患者可选择电动轮椅，在第 5 颈椎以下脊髓损伤的患者可通过上肢屈曲操作水平把手，可以选择前臂控制高背的电动轮椅。

有直立性低血压的患者应选用可倾斜式高靠背的轮椅，安装头托并配合选用膝部角度可调的开合可卸式腿托。

脊髓损伤患者的住房应如何改造？

为了使脊髓损伤患者能够在家顺利地完成日常生活活动，应该对其住房进行改造。

1.厕所使用带扶手的坐式便器；门应该做成外向式或者推移式的门，以便于轮椅进入；在床边、厨房、沙发、餐桌的旁边均应该安装扶手，以利于转移动作的完成。

2.门的宽度应该大于轮椅的宽度，并不能有台阶。

3.房间之间的地面要平顺无障碍。

第十七章

中医针灸守护健康睡眠

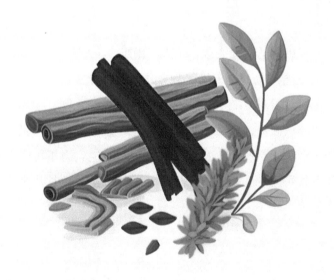

什么是失眠？

什么是失眠？

睡眠是人的一种生理功能，也是一种能力。失眠则表示睡眠能力的下降。失眠是主观感到睡眠不充分或精神未复原，可能由两方面因素所致：睡眠的量不够或睡眠的质不佳。由于每个人所需要的睡眠量不同，单纯睡眠量的减少，而不影响精力和体力恢复的不叫失眠，所以失眠除主观感觉不满意外，还可以通过多导睡眠仪的检测进行评估。

医学上定义的"失眠"是指持续相当长的一段时间对睡眠的质和量不满意的心理状态，一般习惯将连续 3 周以上的睡眠障碍视为失眠。

失眠患者的主要表现：①入睡困难，上床后 30 分钟～ 1 小时仍久久不能入睡；②不能熟睡，易醒，一夜 2 ～ 3 次以上，醒后30 分钟也难以再入睡；③早醒，醒后再无法入睡；④多梦，自感整夜都在做噩梦，频频从噩梦中惊醒；⑤常常伴有疲劳感、不安、全身不适、无精打采、反应迟钝、头痛、注意力不集中；⑥发病时间可长可短，短者数天可以好转，长者持续数月甚至数十年难以恢复。

常用的催眠药物有哪些？他们都有什么特点？

1. 巴比妥类和醛类：司可巴比妥钠、苯巴比妥片、水合氯醛、副醛等催眠效果好，但容易产生耐受，需不断加大剂量才能达到初期效果。而且长期服用可引起慢性中毒，目前已很少使用。

2. 苯二氮卓类：目前使用最广泛的催眠药，分短效、中效和长效。

（1）短效（药物从体内消除一半所需的时间为 1.5 ～ 3 小时）：咪达唑仑、三唑仑等，适用于入睡困难的患者，但易出现依赖性和撤药后的反跳性失眠。

（2）中效（药物从体内消除一半所需的时间为 10 ～ 20 小时）：艾司唑仑、阿普唑仑等，适用于睡眠不实、多醒的患者。

（3）长效（药物从体内消除一半所需的时间 20 ～ 50 小时）：地西泮、硝西泮、氯硝西泮等，此类安眠药适用睡眠不实和早醒患者，此类药物作用慢，疗效长，因此，易有蓄积和延续反应，次日会有困倦感。

3. 非苯二氮䓬类：包括唑吡坦和佐匹克隆等，是新一代安眠药，由于其安全性高，和较少的依赖性和撤药后的反跳性失眠，而且不影响睡眠结构，目前正在广泛应用于临床，有取代苯二氮䓬类的趋势。

中医如何治疗失眠？

失眠的分型及各型方药有哪些？

失眠中医称为不寐证，辨证分型有肝火扰心、痰热扰心、心脾两虚、心胆气虚、心肾不交。分型及方药具体如下。

1. 肝火扰心：不寐多梦，甚至彻夜不眠、急躁、易怒，伴有头晕、头胀、目赤、耳鸣、口干而苦、不思饮食、便秘溲赤、舌红、苔黄、脉弦而数。治宜清肝泻火、宁心安神，龙胆泻肝汤主治。

2. 痰热扰心：心烦不寐、胸闷脘痞、恶心嗳气，伴有头重、目眩、舌偏红、苔黄腻、脉滑数。治宜清热化痰，宁心安神，黄连温胆汤主治。

3.心脾两虚：不易入睡、多梦易醒、心悸健忘、神疲食少、伴有头晕、目眩、面色少华、四肢倦怠、腹胀便溏、舌淡苔薄、脉细无力。治宜健脾益气、养心安神，归脾汤主治。

4.心肾不交：心烦不寐、入睡困难、心悸多梦，伴有头晕、耳鸣、腰膝酸软、潮热、盗汗、五心烦热、咽干、少津、男子遗精、女子月经不调、舌红少苔、脉细数。治宜滋阴降火、交通心肾、宁心安神、黄连阿胶汤主治。

5.心胆气虚：虚烦不寐、胆怯心悸、触事易惊、终日惕惕，伴气短自汗、倦怠乏力、舌淡、脉弦细。安神定志丸主治。

失眠的治疗方法有哪些？

1.针刺疗法：调理蹻脉，安神利眠。以相应八脉交会穴、手少阴经、督脉经穴为主。普通针刺取穴，主穴：印堂、百会、四神聪、安眠、照海、申脉、神门。配穴：肝火扰心者，加行间、侠溪；心脾两虚者，加心俞、脾俞、足三里；痰火扰心者，加内关、通里、丰隆；心肾不交者，加太溪、心俞、脾俞；心胆气虚者，加阳陵泉、丘墟、心俞、内关；脾胃不和者，加太白、公孙、内关、足三里。

操作：神门、印堂、四神聪用平补平泻法；对于病情较重的不寐患者，四神聪可留针过夜；照海用补法，申脉用泻法，配穴按虚补实泻法操作。运用电针疗法刺激头部穴位如百会、印堂等，以降低大脑皮质的兴奋性，调节神经递质；刺激俞募穴，以调节脏腑功能，恢复机体功能状态的平衡；刺激四肢穴位如合谷、太冲、足三里、阳陵泉等，以疏通经络、调整阴阳，使机体进入放松状态而进入睡眠。

方义：心藏神，神门为心经原穴；脑为元神之府，印堂分布在督脉上，督脉入络脑，两穴相配可安神利眠。四神聪镇静安神。照海、申脉为八脉交会穴，分别与阴跷脉、阳跷脉相通，阴、阳跷脉司眼睑开合，可主睡眠，若阳跷脉功能亢盛则失眠，故补阴泻阳，使阴、阳跷脉功能协调，不眠自愈。

2. 耳针治疗：多选取交感、神门、皮质下、心、脑、脾、肾。耳针疗法的具体操作为每次选取 5～6 个穴位，应用耳针轻刺激，每次留针 30 分钟，每日 1 次，7 次为 1 疗程。也可以采取耳穴压豆、皮下埋针方式，患者在睡前按压穴位 1～2 分钟，每天按压 3～4 次，以感到轻微胀痛、局部发热为宜，5～7 天 1 次，5 次为 1 疗程。

3. 拔罐法：自项至腰部，沿膀胱经来回走罐，潮红为度。

4. 艾灸疗法：①神门，可以选用心经的神门，这个穴位位于手腕部，在腕掌侧横纹尺侧端，尺侧腕屈肌腱的桡侧凹陷处；简便取穴时位于手腕横纹处，从小指延伸下来，到手掌根部末端的凹陷处。艾灸神门可以补益心气、安定心神，从而治疗失眠。②三阴交，位于足内踝的高点上三寸，胫骨内侧缘处，这个穴位是肝、脾、肾经的交会穴，所以可以调补肝、脾、肾的功能，达到健脾、益肾、养肝的作用，肝、脾、肾功能正常则神志安宁。③安眠，可以安神利眠，安眠是一个常用的经外奇穴，位于颈部，在耳后凹陷处的翳风与风池连线的中点。这个穴位能够平肝熄风、宁神定志，可以有效缓解紧张情绪，帮助入睡。

可以睡前用粗的艾条，取温灸涌泉穴引热下行，助阳入阴，以达到阴阳调和。

失眠了怎么办?

失眠中药代茶方

1.五味子、茯神、合欢皮、法半夏各等份，每次取 3 ～ 6 克开水煮沸后当茶饮，睡前半小时服用。功效：其主药为五味子，可滋阴和阳、敛阳入阴、协调脏腑，以达安神定志之效。

2.酸枣仁、佛手、玫瑰花、菊花开水冲泡代茶饮。功效：疏肝理气、安神。

3.炒枣仁、当归、黄芪、大枣开水泡服代茶饮。功效：补气养血、安神。

4.莲子心、百合、生地黄、麦冬开水泡服代茶饮。功效：清心降火、滋阴安神。

七个助眠穴

睡前按摩一些穴位，印堂、安眠、率谷、内关、神门、三阴交、照海等穴位可以起到安神助眠的作用。

1.印堂

位置：两眉头连线的中点处。

操作：用中指螺纹面按揉 3 分钟。具有镇静安神的作用。

2.安眠

位置：耳垂后的凹陷与枕骨下的凹陷连线的中点处。

操作：用双手中指指端按揉 3 分钟。具有镇静助眠的作用。

3.率谷

位置：耳尖直上 1.5 寸。

操作：用双手中指指端按揉 2 分钟。具有除烦镇静的作用。

4. 内关

位置：腕部横纹上 2 寸。

操作：用拇指端螺纹面轻轻按揉约 2 分钟。具有宁心安神的作用。

5. 神门

位置：小指侧腕部横纹头凹陷处。

操作：用拇指指端轻轻按揉 2 分钟。具有助睡安眠的作用。

6. 三阴交

位置：小腿内侧，足内踝尖上 3 寸，胫骨内侧缘后方。

操作：用拇指指端轻轻按揉 2 分钟。具有除烦安眠的作用。

7. 照海

位置：内踝下的凹陷中，内踝下触摸到小凹陷处。

操作：用拇指指端轻轻按揉 2 分钟。具有镇心安神的作用。

失眠患者日常需注意什么？

家人可以帮助失眠者找出不良的生活习惯和睡眠习惯，恢复规律的作息时间；卧室里，尽量营造舒适的睡眠环境，保持合适的亮度和温度；关爱失眠者的情绪，避免焦虑、抑郁和紧张等负面情绪；在治疗过程中，帮助患者记录睡眠日记，给医生的治疗提供很好的参考。

日常生活中，患者避免饮用咖啡、浓茶和酒精，避免吸烟；每天进行规律的体育锻炼，增强体质；睡前不暴饮暴食，不吃不容易消化的食物；睡觉之前放松身心，保持腹式呼吸训练和肌肉放松训练；如果上床后 20 分钟仍然不能入睡，不强迫自己躺在床上，起床简单活动一会儿，等到有睡意的时候再继续睡觉。

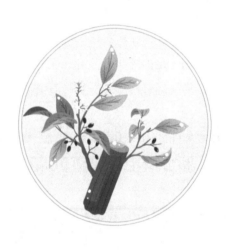

附录一

中药制剂表

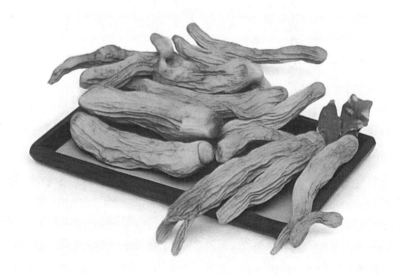

编号	名称	功能主治	常用科室
1	丹红注射液	益气活血祛瘀，息风化痰通络。用于急性脑梗死，脑栓死，脑出血恢复期，高粘血症，高血压病，短暂性脑缺血发作等	脑病科、心内科、康复科、针灸科、推拿科
2	连翘败毒丸	清热解毒，消毒止痛。用于诸疮初起，红肿热痛，溃烂流脓，无名肿毒，丹毒疱疹，痤疮丘疹等	全院
3	鹿灵骨刺丸	补益肝肾，强筋壮骨，活血止痛。用于骨质增生、骨质疏松、骨折后期及骨坏死病等	骨科、外科、康复科、针灸科、推拿科
4	芪夏化瘀丸	行气活血，化瘀消癥。主治子宫肌瘤	妇科
5	乳核散结丸	疏肝补肾，化瘀散结。用于治疗乳腺小叶增生	妇科
6	养血复宫丸	益气养血，化瘀止血。用于瘀血阻滞所致的产后腹痛，药物流产、人工流产、自然流产后腹痛、阴道流血不止	妇科
7	茵黄丸	清热利湿，疏肝健脾，行气化痰，活血化瘀。用于高脂血症、脂肪肝等	内分泌科、脑病科、心内科
8	芪参益气养阴丸	益气养阴，化瘀通络。用于冠心病心绞痛，属气阴两虚，血瘀心络证。症见胸闷痛或刺痛、心悸气短、神疲乏力、手足心热、口干便秘、舌红或暗红有紫斑点、苔少、脉弦数或脉涩等	心内科
9	芪归川芎丸	益气养血，活血通络。用于面瘫恢复期，属气血虚弱、经络瘀滞证。症见面部板滞不适、口角歪斜、流泪、鼓腮漏气、舌淡苔薄白、脉细弱或细涩等	脑病科、康复科、针灸科、推拿科
10	祛瘀化浊丸	祛瘀化浊，理气散结。用于前列腺增生或前列腺炎（癃闭），属瘀浊蕴结证，症见尿频、尿痛、尿等待、排尿困难、小便点滴而下，或尿如细线，甚则阻塞不通，小腹胀满疼痛，舌紫暗或有瘀点，苔薄白或薄黄，脉细涩等	男科

续表

编号	名称	功能主治	常用科室
11	六子丸	补肾，助阳，益精。用于肾虚腰痛、阳痿、早泄、遗精、尿后余沥及少年早衰等证	全院
12	养血补肾丸	益气养血，补肾益精，促进卵细胞发育或精子生成。用于肾虚型不孕不育症，月经不调，卵巢功能低下，少弱精子症，腰膝酸软，脱发，白发等	全院
13	灵芝健肾胶囊	益气补肾，利水消肿。用于治疗早期肾小球、肾小管损伤，中晚期肾损害，也可用于各种心脑疾病辅助治疗	肾病科
14	芪藤养血胶囊	益气养血，活血通络，能提高机体免疫力。用于肿瘤患者放、化疗后白细胞、血小板减少症	肿瘤科
15	双甲通胶囊	活血通络，祛瘀软坚。用于输卵管阻塞性不孕症，中医辨证属瘀血阻滞证者	妇科、男科
16	双降胶囊	益气补肾，滋阴清热，活血化瘀。用于2型糖尿病	内分泌科
17	振痿胶囊	疏肝通络，充润宗筋。用于肝郁气滞，脉络瘀阻型阳痿，并可佐助治疗其他各种证型阳痿	男科
18	愈伤胶囊	活血化瘀，消肿止痛，续筋接骨。用于骨折初期及急性软组织损伤	骨科、外科、康复科、针灸科、推拿科
19	小儿止咳理肺胶囊	祛风清热，化瘀止咳。用于内有痰饮，外感风邪犯肺之咳嗽	全院
20	血脂宁胶囊	疏肝健脾利胆，活血化瘀软坚。促进肝细胞代谢，祛除动脉硬化斑块，降血脂、降血糖、降血压。用于高脂血症，高粘血症，高血压，脂肪肝，冠心病以及动脉硬化等	内分泌科、心内科、脑病科

续表

编号	名称	功能主治	常用科室
21	肾宁合剂	补益脾肾，降浊排毒，可降低尿素氮及内生肌酐。用于慢性肾功能不全	肾病科
22	加味生化合剂	祛瘀生新，养血活血，温经止痛。用于瘀血阻滞所致的产后子宫复旧不良等症。	妇科
23	肾石合剂	清热利湿，通淋排石，活血化瘀，行气止痛。用于肾、输尿管、膀胱结石等	结石科
24	养阴止咳合剂	养阴理肺，化痰止咳。用于感冒后咳嗽、咽炎等慢性咳嗽之肺阴不足、肺失宣降证。症见咳嗽、咯痰、咽干、咽痒或声音嘶哑或痰中带血、手足心热、乏力、少气懒言、舌红、苔少、脉虚数等	全院
25	白蓟凉血合剂	凉血止血，清热解毒。用于肾炎所致的血尿，热毒内盛迫血妄行证。症见尿血色鲜红，或伴尿频、尿急、尿痛、尿灼热、咽痛、口渴、舌红苔黄腻、脉数等	肾病科
26	柴葛疏风清热合剂	疏风清热，解毒利咽。用于急性上呼吸道感染属外感风热证。症见发热、有汗或微汗、鼻塞、流浊涕、咳嗽、咽喉红肿疼痛、口干而渴、舌质红、苔薄黄、脉浮数、指纹浮露、色较紫等	全院
27	蛸红敛疮油	收湿敛疮，活血生肌。用于糖尿病脱疽（未溃期）的辅助治疗。症见肢端冷痛、麻木、皮肤干燥、疮肿难愈等	内分泌科、外科
28	小儿清热消积口服液	清热清积。用于小儿食积内热证，症见不思饮食、脘腹胀满、手足心热、口干、小便黄、大便秘结、苔黄厚腻等	全院

附录二

科室介绍

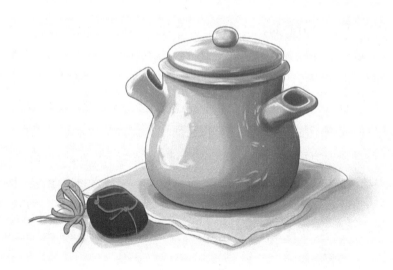

国家级重点专科

针灸科

科室主攻专病有腰腿痛、膝痹、颈椎病、头痛、头晕、面瘫、中风后遗症等，除了具有针灸、推拿的传统优势外，特色项目有"三九、三伏贴"、火针、督灸、刺血拔罐、针刀等。其中"三九、三伏贴"敷疗法，经过 12 万患者 30 余年的观察，疗效确切，为广大患者所接受，取得了较好的社会效益和较大的社会影响力。

省级重点专科

心血管科

科室以冠心病、高血压、慢性心力衰竭等为优势病种，同时开展冠脉支架置入术，并对顽固性心力衰竭、心律失常、高脂血症、心肌病、心肌炎、老年病等病症的中医、中西医结合诊疗研究。自主研发的芪参益气养阴丸治疗冠心病心绞痛等院内制剂，广泛应用于临床。学科注重以科研优势促进临床水平的提高。在科学研究方面，近几年承担省级科研课题 3 项，市级科研课题 6 项，市科技惠民计划 1 项（高血压中医健康技术推广示范工程）。心血管科发挥中医药优势，紧跟现代医学的发展，以科研促进临床，扎扎实实地提高临床治疗水平，为患者提供优质的医疗服务。

内分泌病科

内分泌病科始终坚持中西医结合的治疗方法，开展多项中医特色治疗，因人辨证施治，合理规范地治疗糖尿病及并发症，甲状腺疾病，以及各种其他的内分泌代谢病，其中 2 型糖尿病、糖尿病肾病、糖尿病神经病变为中医药治疗优势病种，部分初发 2 型糖尿病及发病 5 年以内的患者强化治疗及序贯治疗后，部分患者病情缓解，部分患者停掉药物。内分泌科自主研发服用方便的院内制剂，方便广大糖尿病患者临床应用，积极推广中医药广泛应用。

肾病科

中医特色突出，开展了急、慢性肾风、水肿、糖尿病肾病、淋证、肾衰竭病等疾病的中医诊疗。中医特色项目开展了针灸、穴位贴敷、中药熏洗、中药肠道灌洗、中药离子导入、穴位注射等治疗。科室研发的院内制剂灵芝健肾胶囊适用于急性肾风、慢性肾风、水肿、糖尿病肾病的治疗；白蓟凉血合剂适用于急性肾风、慢性肾风、水肿、消渴病肾病、淋证的治疗；肾宁合剂适用于肾衰竭病、糖尿病肾病的治疗。科内优势病种为肾衰竭病、水肿病、肾风病，中医临床疗效显著。

脑病科

在我市率先建立起有中医特色的"卒中单元"；以"辨证施治"为诊疗特色，治疗手段包括中药内服、针灸、拔罐、蜡疗、穴位贴敷、穴位注射、蜡疗等。根据中风发病的特点，开设 24 小时"绿色生命通道"，开展静脉溶栓治疗，并研发了血脂宁、丹红溶栓灵等院内制剂，三味消肿散快速消除中风后水肿。科室擅长中西医结合治疗中风（脑梗死、脑出血等的急性期及恢复期）、高血压、帕金森综合征、面瘫、带状疱疹、脊髓相关疾病、周围神经病等病，以及各种头痛、眩晕、失眠、多梦、健忘、焦虑状态等症。

推拿科

推拿科充分发挥中医特色优势，融合国内先进医疗理念和高新技术，逐步形成中西医融合诊疗体系，在治疗颈椎病、腰椎间盘突出、腰椎管狭窄等脊柱相关疾病时，大力开展非药物治疗，通过应用推拿整脊手法等关键技术，以松解脊柱周围软组织粘连、缓解肌肉痉挛和调整脊柱小关节及椎管容量为目的，并注重现代生物力学特性，明显提高临床治愈率。

康复科

本科室建立了康复评定室、运动治疗室、作业治疗室、物理治疗室、言语治疗室、中医康复治疗室、冲击波治疗室等。突出中医特色优势，中西医结合治疗，制定本科室中医康复特色诊疗——"六位一体神经促通技术"。

脾胃病科

脾胃病科为省级重点专科，擅长治疗吐酸病、胃脘痛、胃痞、泄泻、便秘等脾胃系疾病。科室中医特色突出，并总结出疏肝降逆方、健脾活血方等方剂，治疗胃脘痛、腹痛、吐酸病等病疗效显著，深受患者的欢迎。

治未病科

科室始终围绕着"未病先防、既病防变、瘥后防复"的治未病理念，针对中医体质偏颇人群、亚健康、病前状态人群、慢性病患者、病后康复及其他关注健康的特殊人群等服务对象，开展中医体质辨识、中医健康状态评估、中医健康咨询指导、中医干预特色治疗及中医健康宣教等特色服务。

中医护理

我院护理学科是山东省中医药临床重点专科。目前全院护理人员 380 余人，其中高级职称 32 人，硕士研究生 5 人。拥有全国中医护理骨干 4 人，中华护理学会中医治疗专科护士 2 名，广东省护理学会中医专科护士 1 名，山东省护理学会专科护士 27 人。全面实施中医护理全科化，注重中医护理技术的传承及创新，全院开展的中医护理技术 30 余项。为满足人民群众多样化的需求、创新护理服务模式，我院先后开展了护理门诊、"互联网 + 护理服务"、延续护理等服务模式，以中医服务为特色，不断发挥中医护理在疾病预防、治疗及中医特色康复的优势。

医院特色专科

妇产科

科室以省、市名中医李爱华主任医师学术思想和临床经验的传承和创新为主线，在优势病种中突出中医临床技术特色，创新和优化临床诊疗方案，以妇人腹痛、胎漏、胎动不安、崩漏为优势病种，临床疗效满意。尤其是运用中药口服、灌肠、溻渍加微波综合治疗妇人腹痛病，疗效突出。运用中药煎剂冲洗阴道治疗各类带下病是科室特色疗法，多年来受到患者的一致好评。科室研发的院内制剂双甲通胶囊治疗不孕症，芪夏化瘀丸治疗癥瘕，乳核散结丸治疗乳癖病，养血复宫丸治疗产后血瘀证的效果已得到广大老百姓认可。

肿瘤科（内三科）

科室擅长对常见恶性肿瘤进行规范化、个体化综合治疗与康复治疗；中医药特色突出，运用中医药治疗放化疗后毒副作用，增强放化疗疗效；还运用手足药浴、穴位针灸、中药制膏外敷、研粉外敷、中药熏蒸、中药封包、蜡疗、特色灸疗等，对癌症患者的治疗与康复起到了很大的促进作用；初步构建三级中医肿瘤防治网络，建立了济宁市中医药癌症康复俱乐部理事会。

制剂室

制剂室的制剂品种已从单一剂型发展到现在五大剂型（合剂、口服液剂、丸剂、硬胶囊剂、外用油剂），28 个制剂品种。制剂室研制和生产的骨伤科、耳鼻喉科等小料，已进入临床使用。科室严格把控药品质量关，确保药品质量，实现医院制剂规范有序高质量发展，更好地适应医疗发展水平的需要，满足临床用药需求，确保广大人民群众的用药安全，更好地为患者服务。

耳鼻喉科

科室坚持突出中医特色，结合现代医学诊疗技术，充分发挥中西医结合的优势，开展过敏性鼻炎、鼾症的特色治疗，独家中药雾化治疗鼻炎及咽喉炎，耳聋耳鸣的穴位贴敷、超声波治疗等，鼻炎、鼻息肉、咽喉部肿物的微创手术治疗等，眩晕的定性定位诊断，耳石复位疗法等。并针对耳鼻喉科疾病采用中西医结合，内服、局部治疗兼施等特色措施，获得了良好的临床效果。

肺病科

中医药、中西医结合治疗慢性咳嗽（如咳嗽变异型哮喘、感冒后咳嗽等）、哮喘、鼻炎等临床疗效显著。在开展中医内病外治、内外结合的肺康复治疗（包括冬病夏治的三伏贴、三九贴系列中药外治）慢性肺疾病方面独具特色。中医、中西医结合诊治肺癌、肺部感染、胸膜炎、支气管扩张、肺源性心脏病，以及各种不明原因发热及过敏性疾病等在缩短疗程、提高疗效方面独具特色。

肛肠科

以微创治疗肛肠疾病为主,中西医结合疗法在治疗痔疮、肛瘘、肛周脓肿、肛裂、肛乳头肥大、直肠息肉、顽固性便秘、结直肠炎、肛周湿疹等疾病方面取得良好的疗效,在早期结直肠肿瘤、息肉筛查诊治方面已走在国内前列。科室现有电子肛门镜、电子直肠镜、超声清创仪、肛肠多功能射频消融治疗仪、痔疮套扎器、光子治疗仪、中药熏洗治疗仪等先进仪器设备用于检查、治疗及术后伤口的处理。

骨伤科

科室中医特色突出,常年与省级、市级医院建立技术协作关系,采用中西医综合疗法治疗各类创伤、脱位、关节病、腰椎病、骨质疏松症等,腕折伤、腰腿疼、骨痹病是本科室的中医特色优势病种,腰椎间盘突出症是该科研究治疗的传统优势项目,在鲁西南地区享有盛誉。

风湿病科

济宁市中医院风湿病科主治经络肢体病证,也就是西医所说的各种风湿免疫代谢疾病,如类风湿关节炎、强直性脊柱炎、痛风、系统性红斑狼疮、干燥综合征、白塞病、硬皮病、皮肌炎、纤维肌痛综合征、风湿热、骨质疏松症等。主治症状有关节肿痛、腰背痛、肌肉痛、乏力、皮肤斑疹、口眼干、口疮、畏风寒、指趾遇冷变色、发热、疲劳等。

皮肤科

科室长期从事各类皮肤病的诊疗工作,尤其在痤疮、银屑病、带状疱疹、扁平疣、毛囊炎、疖、痈、湿疹、神经性皮炎、过敏性皮炎、激素依赖性皮炎、荨麻疹、皮肤癣菌病的诊疗上具有突出特色，并取得良好的疗效。

疼痛科

疼痛科是以治疗颈肩腰腿痛等各种疼痛性疾病为主的专业科室。拥有 C 形臂 X 光机、双极射频消融治疗仪、臭氧治疗仪、全电脑三维多功能牵引床、QY-4 型颈椎牵引椅、小针刀等目前国内较先进的全套医疗设备。

儿科

儿科承担 14 岁以下儿童的疾病诊疗、健康心理咨询、预防保健工作。科室充分发挥中医特色优势，年门诊量 4 万人次以上，门诊中医药治疗使用率接近 100%。中医药治疗小儿感冒、发热、咳嗽、反复呼吸道感染、腹泻，呕吐、便秘、厌食、流行性腮腺炎、水痘等常见病、多发病，疗效安全、确切。